全国中医药行业职业教育“十四五”创新教材

产后康复

（供高等职业教育中医药类、临床医学类、康复治疗类、护理类及健康管理与促进类专业用）

主　编　税晓平　汪敏加　徐国华

全国百佳图书出版单位
中国中医药出版社
·北　京·

图书在版编目（CIP）数据

产后康复 / 税晓平，汪敏加，徐国华主编 . -- 北京：中国中医药出版社，2025. 2.（2025.7 重印）--（全国中医药行业职业教育“十四五”创新教材）.

ISBN 978-7-5132-9208-5

Ⅰ . R714.6

中国国家版本馆 CIP 数据核字第 2024NR6962 号

中国中医药出版社出版

北京经济技术开发区科创十三街 31 号院二区 8 号楼

邮政编码　100176

传真　010-64405721

河北品睿印刷有限公司印刷

各地新华书店经销

开本 787×1092　1/16　印张 11.25　字数 246 千字

2025 年 2 月第 1 版　2025 年 7 月第 4 次印刷

书号　ISBN 978 – 7 – 5132 – 9208 – 5

定价　48.00 元

网址　www.cptcm.com

服 务 热 线　010-64405510

购 书 热 线　010-89535836

维 权 打 假　010-64405753

微信服务号　zgzyycbs

微商城网址　https://kdt.im/LIdUGr

官 方 微 博　http://e.weibo.com/cptcm

天猫旗舰店网址　https://zgzyycbs.tmall.com

如有印装质量问题请与本社出版部联系（010-64405510）

全国中医药行业职业教育“十四五”创新教材

《产后康复》

编委会

主　编　税晓平（四川中医药高等专科学校）

汪敏加（成都体育学院）

徐国华（昌吉职业技术学院）

副主编　李春莹（绵阳市中医医院/四川中医药高等专科学校附属医院）

于雪萍（四川中医药高等专科学校）

付　慧（四川大学华西第二医院）

雷诗乐（四川吉利学院）

王晓梅（四川中医药高等专科学校）

编　委　（以姓氏笔画为序）

朱霜菊（四川中医药高等专科学校）

李　茜（绵阳市骨科医院）

罗　萌（四川中医药高等专科学校）

周　琦（眉山药科职业学院）

周宏宇（四川中医药高等专科学校）

郑　瑶（眉山药科职业学院）

编写说明

随着医学水平的不断提高和人们对健康生活品质的追求，产后康复已成为康复医学及相关学科的重要组成部分。四川中医药高等专科学校组织从事产后康复课程教学和临床工作的专家编写本教材，旨在为本课程教学与临床实践提供有力支持。本教材可供全国中医药高等职业院校中医药类、临床医学类、护理类、康复治疗类及健康管理与促进类相关专业教学使用，也适于对产后康复工作感兴趣的其他人群。

本教材的特点主要体现在以下几个方面：

1. 内容全面，结构严谨 本书涵盖了产后康复的全过程，从解剖生理基础到常见问题的康复治疗，内容全面、体系完整。

2. 理论与实践相结合 本书既注重理论知识的阐述，又强调临床实践的指导，力求将理论转化为临床应用。

3. 循证医学为基础 本书的内容均基于最新的循证医学证据，确保了信息的科学性和可靠性。

4. 多学科交叉 本书结合妇产科、骨科、中医学、体育学等多个学科的知识，为产后康复提供多维度的视角。

5. 强调个体化 考虑到产妇个体差异，本书强调康复方案的个体化设计，以满足不同产妇的需求。

本教材的编写分工：第一章由税晓平、汪敏加编写；第二章第一、二节由雷诗乐、税晓平编写，第三、四节由王晓梅编写；第三章由王晓梅编写；第四章第一、二节由汪敏加、徐国华编写，第三节由税晓平编写；第五章第一节由雷诗乐编写，第二节由雷诗乐、税晓平编写，第三节由王晓梅编写，第四节由王晓梅、税晓平编写，第五、六节由付慧编写；第六章第一节由李春莹、李茜编写，第二节由郑瑶、李春莹编写，第三节由周宏宇、李春莹编写，第四节由郑瑶、税晓平编写，第五节由罗萌编写，第六节由雷诗乐编写；第七章第一节由朱霜菊、于雪萍编写，第二节由郑瑶、周琦编写，第三节由李春莹编写，第四节由李春莹、税晓平编写；第八章第一节由罗萌、于雪萍编写，第二节由朱霜菊、罗萌编写，第三、四节由于雪萍、朱霜菊编写。统稿工作由税晓平完成。

本教材编写受教育部第三批现代学徒制建设试点单位（四川中医药高等专科学校－康复治疗技术专业）、2019 年四川中医药高等专科学校校级教学改革研究项目（19JGZD02）、绵阳市教育和体育局 2022 年“三三工程”项目《产后康复》教材建设、四川中医药高等专科学校首批科研创新团队（TD-2022-04）和四川中医药高等专科学校 2022—2024 年职业教育人才培养和教育教学改革研究项目（院校合作－高职院校《产后康复》课程建设）共同资助。

本教材的顺利出版得到中国中医药出版社的大力支持。在此，由衷地感谢对本教材编写提供素材、数据支持的网站和作者，感谢对本书撰写和编辑出版付出辛勤劳动、给予帮助的所有人。本书在编写过程中，参考了有关的教材、论著和期刊等，限于篇幅，恕不能一一列出，特此说明并致谢。书中不足之处，还望各位专家、同行和读者提出宝贵的意见和建议，以便再版时修订提高。

《产后康复》编委会

2024 年 9 月

目　录

第一章　总　论

学习目标

1. **掌握**　康复、康复医学和产后康复的定义。
2. **熟悉**　康复医学的组成和工作内容；产后康复的内容和原则。
3. **了解**　康复医学的工作方式。

第一节　康复与康复医学

一、康复概论

（一）康复的概念

康复（rehabilitation），指恢复原来的良好状态。世界卫生组织（World Health Organization，WHO）于1969年对康复的定义为：康复是指综合、协调地应用医学的、社会的、职业的和教育的措施，对患者进行训练和再训练，使其能力达到尽可能高的水平。1981年，WHO对康复的定义为：康复是指应用各种有用措施以减轻残疾的影响，使残疾人重返社会。康复不仅是训练残疾人使其适应周围的环境，而且也需要调整残疾人周围的环境和社会条件，以利于他们重返社会。1993年，WHO对康复的定义为：康复是一个帮助患者或残疾人在其生理或解剖缺陷的限度内和环境条件许可的范围内，根据其愿望和生活计划，促进其在身体、心理、社会生活、职业、业余消遣和教育上的潜能得到最充分发展的过程。

因此，康复是指综合、协调地应用各种措施，预防或减轻病、伤、残者身心、社会功能障碍，以达到和保持生理、感官、智力精神和社会功能的最佳水平，使病、伤、残者能提高生存质量和重返社会。

（二）康复的分类

现代康复遵循全面康复的原则，采取各种有效措施，使患者得到整体康复并获得重返社会的能力。这不仅需要医学手段，还需要综合地采取医学康复、教育康复、职业康复、康复工程和社会康复5个方面的措施。

1. 医学康复 是指通过一切医学手段和方法，帮助残疾者减轻功能障碍，实现全面康复目标的方法。包括物理治疗、作业治疗、言语治疗、中医治疗、药物治疗和康复工程等医学手段。医学康复是康复的基础和出发点，是实现康复目标的根本保证。

2. 教育康复 是指通过教育和训练的手段，对残疾人进行特殊教育，提高残疾人的素质和能力，如盲文教育和手语教育。教育康复作为特殊教育的一部分，是按照教育对象的实际需求，制定教育方案，组织教育教学，实施个别训练，给予强化辅导。教育康复参与者多为教育工作者，并具有一定的康复知识。

3. 职业康复 是指通过帮助残疾人重新就业来促进他们康复和发展的方法。包括对残疾人进行就业能力的评定，帮助他们选择合适的职业，并进行就业前的训练，即设法安排残疾人就业的工作。职业康复是使残疾人自立于社会的根本途径，对实现康复目标具有十分重要的意义。

4. 康复工程 是指应用现代工程技术的原理和方法，研究残疾人全面康复中的工程技术问题。它是研究残疾人的功能障碍和适应社会的不利条件，并通过假肢、矫形器、辅助工具，或者通过环境改造等途径，最大限度地恢复、代偿或重建残疾者躯体功能障碍的治疗措施。

5. 社会康复 是指研究和协助解决残疾人经过医学康复、教育康复和职业康复后，重返社会时遇到的一切社会问题的工作。包括以下 4 个方面：①建立无障碍设施；②改善法律环境；③改善经济环境；④改善社会精神环境。

（三）康复的服务方式

目前康复的服务方式有康复机构康复、上门康复和社区康复 3 种。

1. 康复机构康复 包括医院康复医学科、专科康复医院及特殊康复机构等。这些机构有较完善的康复设备，有经过正规培训的各类专业人员，有较高的专业技术水平，能解决病、伤、残各种康复问题。

2. 上门康复 是指具有资质的康复治疗人员，到患者家庭或社区进行康复治疗服务。但这类服务形式和内容受某些客观条件限制，具有一定的制约性。

3. 社区康复 是指在社区范围内，依靠社区资源（人、财、物、技术）为本社区病、伤、残者提供必要的，以医疗康复为基础的全面康复服务。社区康复的优势是服务面广、方便快捷、实用易行、费用低，有利于残疾人回归家庭和社会。

以上 3 种康复服务相辅相成，并不互相排斥。WHO 十分重视社区康复，认为这是解决广大残疾人康复的最根本途径。

二、康复医学

（一）康复医学的概念

康复医学（rehabilitation medicine，RM）是医学的一个重要分支，是一门具有独立的理论基础、功能评定方法、治疗技能和规范的医学应用学科，旨在加速人体伤病后的恢复进程，预防和（或）减轻其后遗功能障碍程度，帮助病、伤、残者回归社会，提高生存质量。目前康复医学、保健医学、预防医学和临床医学，并列称为西医学的四大分支。康复医学并不等同于康复学，其只是康复学中的一个组成部分，两者不能混用。康复医学的工作主要是通过医学手段恢复患者的功能，为其重返社会创造基本条件，而康复学还包括教育康复、职业康复和社会康复等一切手段。

康复医学和临床医学密不可分，因各种疾病经临床治疗后都需要一个康复过程，如脑卒中、骨折、烧伤、截肢及其他慢性疾病。但康复医学作为独立的学科，与临床医学有着一定区别，如临床医学主要运用药物和手术治疗疾病，而康复医学主要综合运用运动疗法、物理因子疗法、作业治疗及康复工程等方法，最大限度恢复患者的功能。

（二）康复医学的服务对象

康复医学服务的对象，主要是残疾人和各种创伤、急慢性病和老龄化所造成的功能障碍者、自理和就业能力减弱或独立生活有困难的各种患者。康复治疗的主要病种包括：

1. 骨关节疾病　颈椎病、腰椎间盘突出、骨关节退行性改变、关节置换术后、骨折后及骨关节其他疾病。

2. 神经系统疾病　脑卒中、脊髓损伤、脑瘫、颅脑损伤、帕金森病等。

3. 内科疾病　冠心病、高血压、慢性阻塞性肺疾病、糖尿病等。

4. 其他疾病　精神疾病、儿童发育迟缓、慢性疼痛、烧伤等。

（三）康复医学的组成和工作内容

康复医学是一门跨学科的应用科学，涉及医学、心理学、教育学和生物工程等多学科交叉。康复医学的组成，包括康复医学基础、康复评定、康复治疗、临床康复治疗和社区康复等。

1. 康复医学基础　是指康复医学的理论基础，重点介绍康复医学的基本内容、康复医学的基础（物理学、运动学、残疾学），以及康复医学与临床医学的联系及区别。

2. 康复评定　是指在临床检查的基础上，对病、伤、残者的功能状况及其水平进行客观、定性或（和）定量的描述，并对结果作出解释的过程，又称功能评定。康复评定是康复医学的重要组成部分，是实现康复目标和实施康复治疗的基础。康复评定主要包括运动功能评定、感觉功能评定、生物力学评定、日常生活活动能力与社会功能评定、脑高级功能评定、神经生理功能测定、康复医学特殊问题评定、环境评定和就业前评定等。

3. 康复治疗　是康复医学的主要内容。根据康复评定结果，制定相应康复治疗方案。完整的康复治疗方案应该根据评定结果采用综合康复治疗手段，包括物理治疗、作业治疗、言语治疗、心理治疗、文体治疗、中国传统康复治疗、康复工程、康复护理、职业康复和社会服务等。目前康复治疗形成多个临床亚专业，包括神经康复、骨骼肌肉康复、儿童康复、内外科疾病康复、慢性疼痛康复和产后康复等。在临床各科各系统疾病的各阶段，都应该有康复治疗手段介入，越早介入康复，康复效果越好。

（四）康复医学的工作方式

康复医学是一门涉及多个学科的应用学科，需要多学科相互配合和协作。在患者康复的全过程，需要多学科、多专业合作，包括学科间团队的配合和学科内团队的配合。学科间团队，指与康复医学密切相关的学科，如神经内科、神经外科、骨科、内科、老年医学科、妇产科和儿科等。学科内配合，指康复医学机构内部多种专业的配合，在团队负责人的带领下，康复医师、物理治疗师、作业治疗师、言语治疗师、康复护士和社会工作者相互配合。在团队中，也应该有中医传统康复人员、心理治疗师、文体治疗师和康复工程人员等。

第二节　产后康复概论

一、产后康复的概念

产后康复，是指在康复医学理论的指导下，围绕产妇全面康复和健康促进的目标，运用康复治疗和妇产科相关知识，针对孕妇分娩后各种功能障碍进行康复评定和治疗，预防继发性疾病，最大限度恢复产妇的功能，促进和提高其生活质量。

随着经济的发展和社会的进步，分娩是一个生理现象的理念已被人们广泛接受，选择高质量的产前、产中和产后医疗服务已是每一个家庭的普遍需求。康复治疗师应该与产科医生和助产士一起合作，为孕妇提供优质的医疗服务。在产后康复治疗中，也应与助产学、体育学、心理学和美学等学科进行交叉合作。

二、产后康复的内容

产后康复的工作内容以减轻功能障碍为核心，帮助产妇改善疼痛、泌尿系统功能障碍、生殖系统功能障碍和形体恢复等。目前产后康复的主要对象是产后 1 年内的女性，常见的产后功能障碍，包括产后骨盆带疼痛、产后腹直肌分离、产后盆底功能障碍、产后肥胖、产后形体恢复、产后心理功能障碍等方面。

目前产后康复分为 3 个时期，在不同的时期，工作的内容不同。

1. 产褥期　产褥期指分娩后至产后 42 天。产褥期工作主要以姿势管理、健康宣教、促进创口和子宫恢复为主。在这个阶段，产后康复治疗师应与产科医生及助产士协作，观察和评定功能障碍情况（疼痛、产后出血、生殖系统修复），发现和了解功能障碍原因，共同制定康复方案，预防感染、压疮，促进恶露排出和乳汁分泌等。

2. 恢复期 恢复期指产后 42 天至产后 6 个月。恢复期是产后康复的黄金时期，尽早产后康复介入，可缩短康复治疗时间，预防产后相关疾病。根据产妇功能障碍情况，利用物理治疗、中医传统治疗和康复功能训练等多种康复手段对产妇进行功能康复。如进行盆底肌功能训练、产后腰痛治疗、腹直肌分离治疗、促进产后泌乳和改善产后大小便障碍等。

3. 产后恢复末期 恢复末期指产后 6 个月至产后 1 年。产后恢复末期以体能恢复、产后形体恢复、各种疼痛管理，以及各种慢性功能障碍的康复治疗为主。部分学者也提出，产后功能障碍持续时间较长，部分功能障碍伴随年龄递增而逐渐呈现，产后康复应贯穿产后女性终身。

三、产后康复的原则

1. 早期介入 早期预防，与临床治疗和护理同步，应该将康复治疗的重点放在妊娠期和分娩后。早期介入包括婚前检查、生殖保健、“孕妇学校”教育、分娩后护理与治疗等。越早介入，康复效果越好。

2. 主动参与 由医护人员的康复治疗逐渐转变为产妇自我康复，激励产妇主动参与康复治疗和康复训练，特别是在功能训练的后期，教育产妇主动参与自我康复和健康管理是康复的重点。

3. 整体与全面 在康复过程中，将产妇作为整体，从身心健康、职业特点和社会角色等方面，综合运用医学、教育学、心理学和社会学等多种手段进行康复，实现其全面康复。

4. 注重应用性 产后功能障碍常影响产妇日常生活，康复治疗技术的实施应与日常生活活动相结合，与产妇的家庭、社区环境相结合，为产妇设计简单适用的自我康复技术（如瑜伽、盆底肌训练操等），促进产妇功能的全面康复。

第二章　产后康复解剖及生理基础

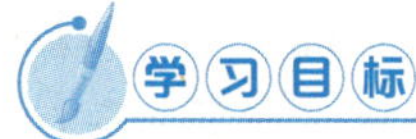

1. 掌握　骨盆、盆底肌和盆腔脏器的构成与结构特点。

2. 熟悉　盆腔神经和会阴的解剖结构。

3. 了解　盆腔动静脉结构；生殖系统生理特征。

第一节　骨　盆

女性骨盆（pelvis）是躯干和下肢之间的骨性连接，是支持躯干和保护盆腔脏器的重要结构，同时也是胎儿娩出时必经的骨性通道，其大小、形状直接影响分娩过程。通常女性骨盆较男性骨盆宽而浅，有利于胎儿娩出。

一、骨盆的组成和分界

（一）骨盆的骨骼

骨盆由骶骨、尾骨及左右两块髋骨组成。每块髋骨又由髂骨、坐骨和耻骨融合而成；骶骨由 5 ～ 6 块骶椎融合而成，呈楔（三角）形，其上缘明显向前突出，称为骶岬，是妇科腹腔镜手术及产科骨盆内测量对角径的重要标志。尾骨由 4 ～ 5 块尾椎合成。

（二）骨盆的关节

1. 骶髂关节　是髂骨与骶骨连结处所形成的关节。关节面形如耳朵，其外侧有非常坚韧的韧带加强。骶髂关节有相当大的稳固性，以适应支持体重的功能。

2. 骶尾关节　由第 5 骶椎与第 1 尾椎间借卵圆形椎间盘连结而成，此关节几乎不可动。仅在盆底肌拉动尾骨时，产生微小移动。

3. 耻骨联合　在骨盆的前下方，连结左右髋骨。耻骨联合之间的软骨能够吸收各种冲击骨盆的力量。分娩时，雌激素会增加耻骨联合的活动度。

（三）骨盆的韧带

骨盆各部位之间有许多韧带连结，其中骶结节韧带和骶棘韧带将坐骨大、小切迹围成的坐骨大孔和坐骨小孔，是许多神经和血管通过的重要区域。

1. 骶结节韧带（sacrotuberous ligament） 位于骨盆后方，起自骶、尾骨的侧缘，呈扇形，集中附着于坐骨结节内侧缘（图 2-1）。

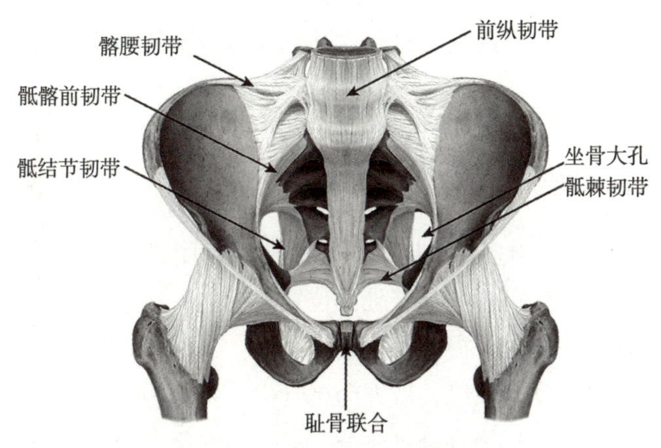

图 2-1　骨盆的韧带（前面观）

2. 骶棘韧带（sacrospinous ligament） 位于骶结节韧带的前方，起自骶、尾骨侧缘，呈三角形，止于坐骨棘（图 2-2）。骶棘韧带宽度即坐骨切迹宽度，是判断中骨盆是否狭窄的重要指标。妊娠期受性激素影响，韧带松弛，有利于分娩。

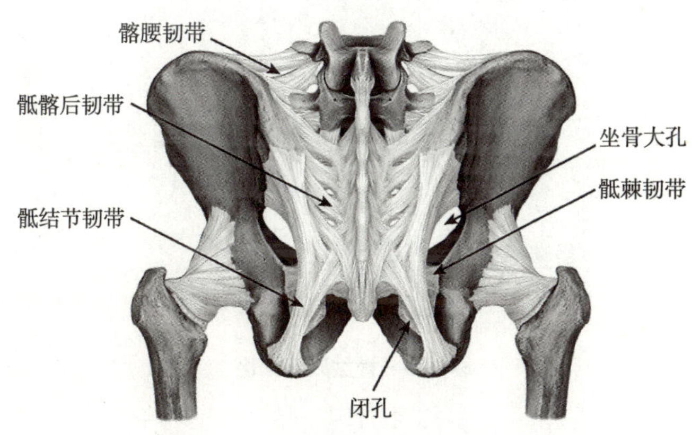

图 2-2　骨盆的韧带（后面观）

（四）骨盆的分界

骶岬向两侧经弓状线、耻骨梳、耻骨结节至耻骨联合上缘构成的环形界线，将骨盆分为上方的大骨盆（又称假骨盆）和下方的小骨盆（又称真骨盆）。

1. 大骨盆（greater pelvis） 由界线上方的髂骨翼和骶骨构成，属腹部。由于骨盆向前呈倾斜状，故大骨盆几乎没有前壁。

2. 小骨盆（lesser pelvis） 是大骨盆向下延伸的骨性狭窄部，可分为骨盆上口、骨盆下口和骨盆腔。骨盆上口由上述界线围成，呈圆形或卵圆形。骨盆下口由尾骨尖、骶结节韧带、坐骨结节、坐骨支、耻骨支和耻骨联合下缘围成，呈菱形。两侧坐骨支与耻骨下支连成耻骨弓，其夹角称为耻骨下角。骨盆上、下口之间的腔，称为骨盆腔。小骨盆腔，也称为固有盆腔，是一前壁短、侧壁和后壁较长的弯曲通道，其中轴为骨盆轴，分娩时，胎儿循此轴娩出，该腔内有直肠、膀胱和部分生殖器官。

二、骨盆底

（一）骨盆底的组成

骨盆底（pelvic floor）由多层肌肉和筋膜组成，封闭骨盆下口，承托盆腔脏器。若盆底结构和功能发生异常，可影响盆腔脏器位置与功能，造成盆腔脏器的脱垂，甚至导致分娩障碍。分娩处理不当也可损伤骨盆底。

骨盆底的前方为耻骨联合下缘，后方为尾骨尖，两侧为耻骨降支、坐骨升支及坐骨结节。两侧坐骨结节前缘的连线将骨盆底分为前、后两部，前部为尿生殖三角，有尿道和阴道通过，后部为肛门三角，有肛管通过。骨盆底三角区如图 2–3 所示。

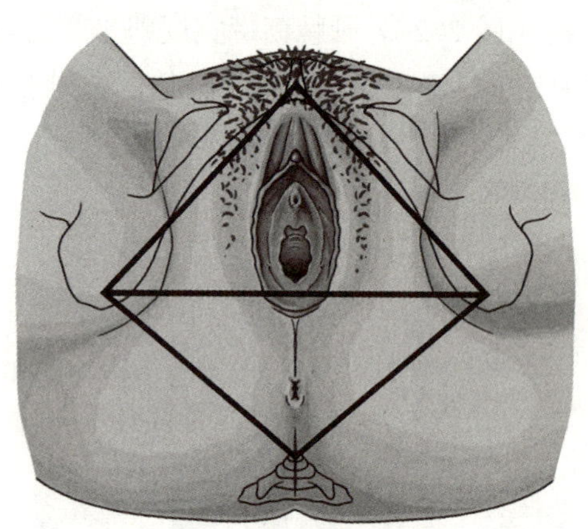

图 2–3　骨盆底三角区

（二）盆底肌及其功能

盆底肌是一组封闭骨盆底的肌群，其核心作用包括为骨盆腔内的脏器提供良好的支撑，承受腹腔内的压力，维持尿道和肛门括约肌的功能，以及性反应和生殖功能。盆底的肌肉从外到内，分为 3 层。

1. 外层　盆底最外层由会阴浅筋膜及其深面的三对肌肉（坐骨海绵体肌、球海绵体肌、会阴浅横肌）及一对肛门外括约肌组成。此层肌肉的肌腱会合于阴道外口和肛门之间，形成中心腱。盆底肌（外层）如图 2–4 所示。

（1）坐骨海绵体肌　起自坐骨结节，止于阴蒂脚的表面。此肌可帮助阴蒂勃起，故又称为阴蒂勃起肌。

（2）球海绵体肌　位于阴道两侧，覆盖前庭球和前庭大腺，从会阴中心腱延伸至阴蒂，向后与肛门外括约肌一起形成 8 字形，此肌收缩时可以紧缩阴道，又称为阴道括约肌。

（3）会阴浅横肌　位于会阴深横肌的表层处，呈三角形的狭窄肌肉。起于坐骨结节，横行向内，止于会阴中心腱。会阴浅横肌有固定会阴中心腱的作用。

（4）肛门外括约肌　为环绕肛门内括约肌周围的横纹肌。其前方的许多纤维交叉进入会阴浅横肌，后方的纤维多附着于肛尾韧带。肛门外括约肌受意识支配，有较强的控制排便功能。

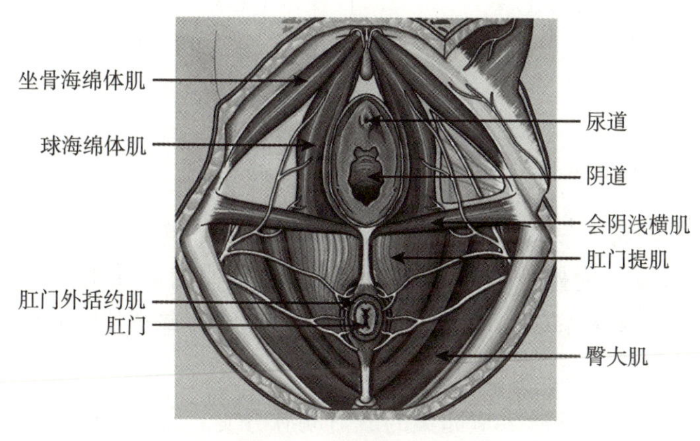

图 2–4　盆底肌（外层）

2. 中层　会阴深横肌，位于会阴浅横肌的深层处，呈现三角形，肌束横行，形成尿生殖膈的底部。起于耻骨下支、坐骨支，止于阴道壁、会阴中心腱。收缩时可加强会阴中心腱的稳固性。

3. 内层　内层盆膈位于盆底最深层，由肛提肌和尾骨肌组成，以漏斗状的方式，包覆骨盆底（前方包覆至耻骨，后方到达尾骨，左右延伸至骨盆壁）。自前向后，依次有尿道、阴道及直肠穿过。盆底肌（内层）如图 2–5 所示。

（1）肛提肌　为一对四边形薄扁肌，呈尖向下的漏斗状，起于耻骨后面与坐骨棘之间的肛提肌腱弓，纤维行向内下，止于会阴中心腱、直肠壁、尾骨和肛尾韧带，左右联合成漏斗状。肛提肌发育因人而异，发育良好者肌束粗大密集，发育较差者肌束薄弱稀疏，甚至出现裂隙，裂隙处仅有上、下两层筋膜，因而可能会发生会阴疝。按纤维起止及排列，可将其分为 4 部分，分别是前列腺提肌（男性）、耻骨直肠肌、耻尾肌和髂尾肌。

（2）尾骨肌　位于肛提肌的后方，为薄弱的三角形小肌，紧贴骶棘韧带的上面，起自坐骨棘盆面，止于骶、尾骨下部的侧缘。

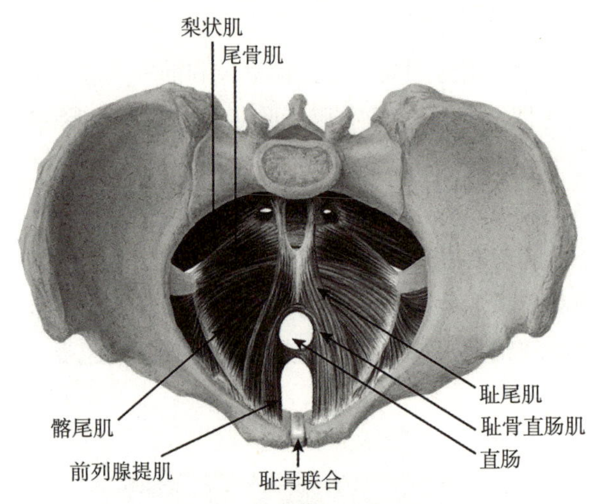

图 2-5 盆底肌（内层）

（三）女性盆底的血管、神经、淋巴和筋膜

女性生殖器官的血管与淋巴管相伴行，各器官间静脉及淋巴管以丛、网状相吻合。

1. 血管及其分支 内外生殖器官的血液供应主要来自卵巢动脉、子宫动脉、阴道动脉及阴道内动脉。盆腔静脉与同名动脉伴行，在相应器官及其周围形成静脉丛，并相互吻合。

（1）卵巢动脉 腹主动脉供应卵巢的成对动脉分支。发自腹主动脉的前壁，沿腹后壁下行入骨盆，分布至卵巢和输卵管等结构。

（2）子宫动脉 发自髂内动脉的内侧壁，进入子宫阔韧带两层之间，沿子宫的外侧缘分布至子宫及其邻近结构，在子宫颈外侧约 2cm 处跨越输尿管前上方。

（3）阴道动脉 为髂内动脉前干分支。分布于阴道中下段前后壁膀胱顶及膀胱颈。阴道动脉与子宫动脉阴道支和阴部内动脉分支相吻合。阴道中段由阴道动脉供应，阴道下段主要由阴部内动脉和痔中动脉供应。

（4）阴部内动脉 为髂内动脉前干终支。分出痔下动脉（分布于直肠下段及肛门部）、会阴动脉（分布于会阴浅部）、阴唇动脉（分布于大小阴唇）、阴蒂动脉（分布于阴蒂及前庭球）4 支。

2. 神经 女性内、外生殖器由躯体神经和自主神经共同支配。

（1）外生殖器的神经支配 主要由阴部神经支配。由第Ⅱ、Ⅲ、Ⅳ骶神经分支组成，含感觉和运动神经纤维，走行与阴部内动脉途径相同。在坐骨结节内侧下方分成会阴神经、阴蒂背神经及肛门神经（又称痔下神经）3 支，分布于会阴、阴唇及肛门周围。

（2）内生殖器的神经支配 主要由交感神经和副交感神经支配。交感神经纤维由腹主动脉前神经丛分出，进入盆腔后分为以下两部分：①卵巢神经丛分布于卵巢和输卵管；②骶前神经丛大部分在子宫颈旁形成骨盆神经丛，分布于子宫体、子宫颈、膀胱上部等。骨盆神经丛中含有来自第Ⅱ、Ⅲ、Ⅳ骶神经的副交感神经纤维及向心传导的感觉纤维。子宫平滑肌有自主节律活动，完全切除其神经后，仍能有节律性收缩，还能完成分娩活动。临床上可见低位截瘫产妇仍能自然分娩。

3. 淋巴　女性生殖器官和盆腔有丰富的淋巴系统，淋巴结沿相应的血管排列，成群或成串分布。分为外生殖器淋巴与盆腔淋巴两组。

（1）外生殖器淋巴　由腹股沟浅淋巴结和腹股沟深淋巴结组成。腹股沟浅淋巴结分上下两组，上组收纳外生殖器、阴道下段、会阴及肛门部的淋巴；下组收纳会阴及下肢的淋巴。其输出管大部分汇入腹股沟深淋巴结，少部分汇入髂外淋巴结。腹股沟深淋巴结收纳阴蒂、腹股沟浅淋巴汇入髂外及闭孔等淋巴结。

（2）盆腔淋巴　分为髂淋巴组（由髂内、髂外及髂总淋巴结组成）、骶前淋巴组（位于骶骨前面）和腰淋巴组（位于腹主动脉旁）3组。

阴道下段淋巴主要汇入腹股沟浅淋巴结。阴道上段淋巴与宫颈淋巴回流相同，大部汇入髂内及闭孔淋巴结，小部汇入髂外淋巴结。当内外生殖器官发生感染或肿瘤时，往往沿各部回流的淋巴管扩散，引起相应淋巴结肿大。

4. 盆筋膜　盆筋膜为腹内筋膜的直接延续。按其部位不同可分为：

（1）盆壁筋膜　覆盖盆壁内面。位于骶骨前方的部分，称骶前筋膜。骶前筋膜与骶骨之间含有丰富的静脉丛，直肠切除时，勿剥离撕破此筋膜，以免伤及静脉丛，引起难以控制的出血。盆壁筋膜在耻骨盆面至坐骨棘之间明显增厚，形成盆筋膜腱弓，为肛提肌起端及盆膈上筋膜的附着处。

（2）盆膈上筋膜　覆盖于肛提肌与尾骨肌上面的部分，为盆壁筋膜的向下延续，盆膈上筋膜并向盆内脏器周围移行为盆脏筋膜。盆膈下筋膜又称盆膈外筋膜，覆盖于肛提肌与尾骨肌下面，为臀筋膜向会阴的直接延续。

（3）盆脏筋膜　包绕盆内脏器表面，是盆膈上筋膜向脏器的延续。在脏器周围分别形成筋膜鞘、筋膜隔及韧带等，具有支持和固定脏器的作用。如包绕前列腺形成前列腺鞘，包绕直肠下血管及其周围组织形成直肠侧韧带，以及参与固定子宫位置的子宫主韧带和骶子宫韧带等。

三、骨盆的性别差异

骨盆的性别差异在人的全身骨骼中是最为显著的，甚至在胎儿时期的耻骨弓就有明显的差异。

骨盆的性别差异与其功能有关，虽然骨盆的主要功能是支撑和稳定身体、保护盆腔脏器、参与身体运动，但女性骨盆还要适合分娩的需要。因此，女性骨盆外形短而宽，骨盆上口形似圆形，较宽大，骨盆下口和耻骨下角较大，女性耻骨下角可达 90° ～ 100°，男性则为 70° ～ 75°。

第二节　女性内生殖器邻近器官

女性生殖器与尿道、膀胱、输尿管、直肠及阑尾相邻（图 2–6）。当女性生殖器出现病变时，常会累及邻近器官，增加诊断与治疗上的难度。女性生殖器与泌尿系统同源，故女性生殖器发育异常时，也可能伴有泌尿系统的异常。

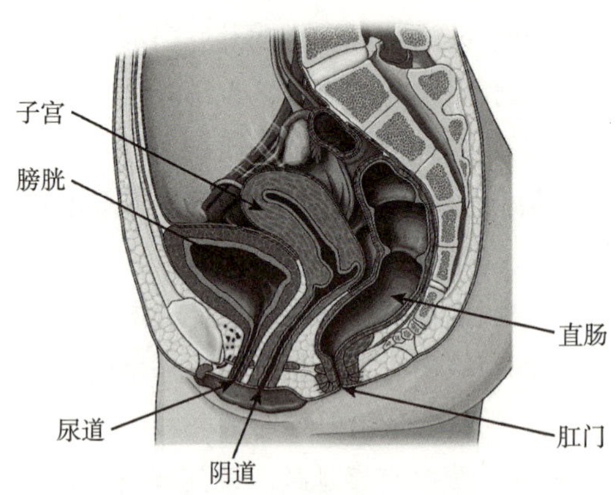

图 2–6　女性骨盆矢状面

一、尿道

尿道（urethra）为一肌性管道，始于膀胱三角尖端，穿过泌尿生殖膈，终于阴道前庭部的尿道外口，长 4 ～ 5cm，直径约 0.6cm。由两层组织构成，即内面的黏膜和外面的肌层。黏膜衬于腔面，与膀胱黏膜相延续。肌层又分为两层，内层为纵行平滑肌，排尿时可缩短和扩大尿道管腔；外层为横纹肌，称尿道括约肌，由“慢缩型”肌细胞构成，可持久收缩保证尿道长时间闭合，但尿道快速闭合需借助尿道周围的肛提肌收缩。肛提肌及盆筋膜对尿道有支持作用。在腹压增加时，提供抵抗而使尿道闭合，如发生损伤可出现张力性尿失禁。由于女性尿道短而直，与阴道邻近，容易引起泌尿系统感染。

二、膀胱

膀胱（urinary bladder）为一囊状肌性器官。排空的膀胱位于耻骨联合和子宫之间，膀胱充盈时可凸向盆腔。成人膀胱平均容量为 350 ～ 500mL。膀胱分为顶、底、体和颈 4 部分。膀胱底部与子宫颈及阴道前壁相连，其间组织疏松，盆底肌肉及其筋膜受损时，膀胱与尿道可随子宫颈及阴道前壁一并脱出。

三、输尿管

输尿管（ureter）为一对圆索状肌性管道，管壁厚 1mm，由黏膜、肌层、外膜构成。全长约 30cm，粗细不一，内径最细 3 ～ 4mm，最粗 7 ～ 8mm。起自肾盂，在腹膜后沿腰大肌前面偏中线侧下行（腰段）；在骶髂关节处跨髂外动脉起点的前方进入骨盆腔（盆段），并继续在腹膜后沿髂内动脉下行，到达阔韧带基底部向前内方行，在子宫颈部外侧约 2.0cm，于子宫动脉下方穿过，位于子宫颈阴道上部的外侧 1.5 ～ 2.0cm 处，斜向前内穿越输尿管隧道进入膀胱。在输尿管走行过程中，支配肾、卵巢、子宫及膀胱的血管在其周围分支并相互吻合，形成丰富的血管丛营养输尿管，在盆腔手术时应注意保护输尿管血运，避免因缺血形成输尿管瘘。

四、直肠

直肠（rectum）位于盆腔后部，上接乙状结肠，下接肛管，前为子宫及阴道，后为骶骨，全长 10 ～ 14cm。直肠前面与阴道后壁相连，盆底肌肉与筋膜受损伤，常与阴道后壁一并膨出。肛管长 2 ～ 3cm，借会阴体与阴道下段分开，阴道分娩时应保护会阴，避免损伤直肠和肛管。

五、阑尾

阑尾（vermiform appendix）连接于盲肠内侧壁，远端游离，形似蚯蚓，其位置、长短、粗细变异很大，常位于右髂窝内，下端有时可达右侧输卵管及卵巢位置。因此，妇女患阑尾炎时，有可能累及右侧附件，应注意鉴别诊断。如果阑尾炎发生在妊娠期，增大的子宫将阑尾推向外上侧，容易延误诊断。

第三节 会 阴

会阴是指盆膈以下封闭骨盆下口的全部软组织，前为耻骨联合下缘及耻骨弓状韧带，两侧角为耻骨弓、坐骨结节和骶结节韧带，后为尾骨尖。两侧坐骨结节之间的连线将会阴分为前后两个三角区，前方为尿生殖区，后方为肛区，女性尿生殖区有尿道、阴道通过，肛区有肛门通过。

一、女性尿生殖区

1. 尿生殖三角 女性尿生殖三角主要有会阴浅筋膜，尿生殖膈下、上筋膜，浅、深层会阴肌，并形成浅、深两个间隙。女性的浅会阴筋膜及尿生殖膈参与承托盆腔内脏器。

2. 尿道 女性尿道短而直，位于耻骨联合下方，向前下方穿过尿生殖膈，开口于阴道前庭，后面借致密结缔组织与阴道壁紧贴在一起。分娩时如胎头在阴道内滞留时间过长，嵌压在耻骨联合下，软产道组织因长时间受压，可发生缺血性坏死，导致产后尿瘘，尿液自阴道流出。

3. 会阴中心腱 会阴中心腱或称会阴体，在女性位于肛管与阴道前庭后端之间，是一肌性结缔组织结节，附着于此处的有肛门外括约肌、球海绵体肌、会阴浅横肌、会阴深横肌、尿道阴道括约肌（男性为尿道括约肌）和肛提肌，具有加固盆底、承托盆腔内脏器的作用。女性的会阴中心腱较男性发达，分娩时伸展扩张较大，应注意保护，避免撕裂。产科所谓的保护会阴，主要就是保护会阴中心腱以防裂伤。

二、肛区

肛区，又称为肛门三角，肛区内主要包含肛管及坐骨肛门窝，以及经过坐骨肛门窝的神经和血管。肛门括约肌位于肛管周围，包括肛门内括约肌与肛门外括约肌。坐骨肛门窝（又称为坐骨直肠窝），由盆膈下筋膜与闭孔筋膜汇合而成，阴部内动脉为窝内主要动脉。阴部神经由骶丛发出，与阴部内血管伴行，共同绕过坐骨棘经坐骨小孔至坐骨直肠窝，向前进入阴部管，故会阴手术时，常将麻药由坐骨结节与肛门连线的中点经皮刺向坐骨棘下方，以进行阴部神经阻滞。

第四节　女性生殖系统生理

一、女性生理分期

女性一生根据其生理变化特点，可分为 7 个阶段，即胎儿期、新生儿期、儿童期、青春期、性成熟期、绝经过渡期、绝经后期。

1. 胎儿期　从受精卵形成至胎儿出生的阶段。

2. 新生儿期　从出生到第 28 天为新生儿期。

3. 儿童期　从出生 4 周到 12 岁左右为儿童期。8 岁以前主要是身体生长发育，8 岁以后，在雌激素作用下，乳房和外、内生殖器官开始发育，开始出现女性特征。

4. 青春期　自月经初潮至生殖器官逐渐发育成熟的时期称为青春期。世界卫生组织规定青春期为 10 ～ 19 岁。此期身体及生殖器官发育快，第二性征发育，开始出现月经，显现出女性特有体态。女性青春期生理变化大，思想、情绪常不稳定。

5. 性成熟期　性成熟期又称生育期，一般自 18 岁开始，持续 30 年左右。卵巢可周期性排卵、分泌性激素。生殖器官和乳房发育成熟并发生周期性变化。

6. 绝经过渡期　又称围绝经期，一般始于 40 岁以后，历时短可 1 ～ 2 年，长至 10 ～ 20 年。由于卵巢功能逐渐衰退，雌激素水平低下，妇女常可出现潮红、潮热、心悸，有时血压升高，甚至出现忧虑、抑郁、失眠、易激动、喜怒无常等精神症状，也称为围绝经期综合征。

7. 绝经后期　女性 60 岁以后进入老年期，此期卵巢功能已完全衰退，雌激素水平低下，第二性征减退；生殖器官进一步萎缩，局部抵抗力降低，易患老年性阴道炎；骨代谢失常引起骨质疏松，易发生骨折；血胆固醇水平升高，易患心血管疾病。

二、卵巢变化及其功能

卵巢是女性的性腺器官，具有生殖和内分泌功能。卵巢由外层的皮质和内部的髓质组成，从青春期开始至绝经前，卵巢在形态和功能上发生周期性变化，称为卵巢周期，每个周期平均约 28 天，大致分为卵泡的发育及成熟、排卵、黄体的形成及退化三个阶段。

女性进入青春期，在下丘脑 – 腺垂体 – 卵巢轴的调控下，原始卵泡开始发育，其过程为：原始卵泡→初级卵泡→次级卵泡→成熟卵泡→排卵→黄体生成→黄体萎缩变成白体。在卵泡发育期，卵泡的内膜细胞和颗粒细胞分泌雌激素；在黄体生成期，黄体细胞大量分泌孕激素和雌激素。此外，卵巢还分泌抑制素、少量雄激素等。

三、月经及月经期表现

女性自青春期开始，随着卵巢分泌雌激素和孕激素水平的周期性变化，子宫内膜发生周期性剥脱及出血，称为月经。月经周期的长短因人而异，一般的周期为 20 ～ 40 天，平均 28 天。一次月经的持续时间，称为经期，平均为 3 ～ 5 天，一次月经血量为 30 ～ 50mL，超过 80mL，称为月经过多。月经是女性的一种生理现象，一般不影响正常生活和工作。有些女性可因经期盆腔器官充血产生下腹坠胀、腰骶部酸胀感，并可出现头痛、易激动、恶心、消化功能紊乱等症状。

四、子宫内膜周期性变化

子宫内膜受卵巢分泌激素的调节而呈现周期性变化，以 1 个正常月经周期 28 天为例，根据其组织学变化，可分为 3 个阶段，即月经期、增生期和分泌期。

月经期即月经周期第 1 ～ 4 天，血中雌激素和孕激素浓度迅速下降，子宫内膜螺旋小动脉阵发性痉挛，导致远端血管壁及组织缺血性坏死、剥脱、出血，从阴道流出。在月经期，因子宫内膜脱落形成创面容易感染，所以应注意经期卫生，保持外阴清洁和避免剧烈运动。

增生期即月经周期第 5 ～ 14 天，卵巢中的卵泡逐渐发育成熟并分泌雌激素。在雌激素作用下，子宫内膜增殖修复，该期子宫内膜厚度自 0.5mm 增生至 3 ～ 5mm。至增生期末，一个优势卵泡发育成熟并完成排卵。

分泌期即月经周期第 15 ～ 28 天，排卵后的残余卵泡形成黄体，大量分泌孕激素和雌激素。在这两种激素，尤其孕激素的作用下，子宫内膜进一步增生变厚、血管生长、腺体增大并分泌含糖原的黏液，间质疏松并水肿，子宫内膜变厚、松软并富含营养物质，子宫平滑肌活动相对静止，为胚泡着床和发育做好准备。

五、其他器官的变化

1. 阴道黏膜的周期性变化　月经周期中阴道黏膜上皮呈现周期性变化，阴道上段最为明显。排卵前阴道上皮在雌激素的作用下，底层细胞增生并逐渐演变成中层与表层细胞，使阴道黏膜增厚。阴道黏膜上皮细胞增生、角化并合成大量糖原，糖原分解成乳酸，使阴道内呈酸性，从而抑制致病菌的繁殖。排卵后在孕激素的作用下，阴道表层细胞脱落。临床上可通过阴道脱落细胞的变化，了解体内雌激素水平和有无排卵。

2. 宫颈黏液的周期性变化 排卵前，随着雌激素水平升高，宫颈黏液分泌量逐渐增多，稀薄透明，拉丝度可达 10cm 以上，涂片检查可见典型羊齿植物叶状结晶。排卵后孕激素水平升高，黏液分泌量逐渐减少，质地变黏稠、浑浊，拉丝度差，易断裂，涂片检查代之以排列成行的椭圆体。临床根据宫颈黏液检查，可了解卵巢功能。

3. 输卵管的周期性变化 输卵管的形态功能在雌、孕激素的作用下，也发生周期性变化。雌激素使输卵管黏膜上皮纤毛生长、体积增大；非纤毛细胞分泌增加，为卵子提供运输和种植前的营养物质；促进输卵管发育及平滑肌的节律性收缩。孕激素则抑制输卵管黏膜上皮纤毛生长，抑制分泌细胞分泌黏液，抑制输卵管平滑肌节律性收缩的振幅。在雌、孕激素的协调作用下，受精卵才能通过输卵管正常到达子宫。

4. 乳房的周期性变化 雌激素促进乳腺导管和结缔组织增生，而孕激素能促进乳腺小叶及腺泡生长。一些女性在经期前有乳房肿胀和疼痛感，可能是由于乳腺导管的扩张、充血及乳房间质水肿所致。月经来潮后由于雌、孕激素的下降，上述症状大多消退。

第三章　妊娠与分娩基础

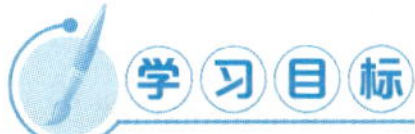

1. 掌握　妊娠期和产后母体生理变化特点。

2. 熟悉　妊娠期和产后的保健指导。

3. 了解　正常分娩过程、异常分娩过程及常见分娩期并发症。

第一节　妊娠期母体的生理变化

妊娠期在胎盘产生的激素作用和神经内分泌的影响下，母体各系统会发生一系列适应性的生理变化，其中变化最显著的是生殖系统。

一、生殖系统

（一）子宫

1. 宫体　逐渐增大变软。妊娠早期，子宫略呈球形不对称，妊娠 12 周后，增大的子宫逐渐超出盆腔。妊娠至足月时，宫腔容量由非孕时 5mL 增加至 5000mL 或更多；子宫重量由非孕时约 70g 增至约 1100g；子宫肌壁厚度非孕时约 1cm，至妊娠中期逐渐增厚达 2.0 ～ 2.5cm，但妊娠末期又逐渐变薄为 1.5cm 或更薄，可经腹壁较容易触及胎体。子宫各部增长速度不一，宫底于妊娠后期增长最快，宫体含肌纤维最多，子宫下段次之，宫颈最少，此特点适应临产后子宫阵缩由宫底向下递减，促使胎儿娩出。

2. 子宫峡部　是宫体与宫颈之间最狭窄部位，非孕时长约 1cm。妊娠 12 周后，子宫峡部逐渐伸展拉长变薄，扩展成宫腔一部分，临产后伸展至 7 ～ 10cm，成为软产道的一部分，此时称为子宫下段。

3. 宫颈　妊娠早期在激素作用下因黏膜充血、组织水肿，致宫颈肥大，呈紫蓝色，质地软。宫颈管内腺体肥大增生，宫颈黏液增多，形成黏稠液栓，有保护宫腔免受外来感染侵袭的作用。接近临产时，宫颈管变短并出现轻度扩张。

（二）卵巢

妊娠期卵巢停止排卵，一侧卵巢可见妊娠黄体。黄体功能约于妊娠 10 周后逐渐由胎盘取代，妊娠黄体开始萎缩。

（三）输卵管

妊娠期输卵管伸长，但肌层不增厚，有时黏膜呈蜕膜样反应。

（四）阴道

妊娠期阴道壁黏膜增厚变软，充血水肿呈紫蓝色，阴道皱襞增多，伸展性增加。阴道上皮脱落细胞增多，分泌物增多呈白色糊状。阴道上皮细胞含糖原增加，乳酸含量增高，阴道 pH 降低，对防止感染有一定的作用。指导孕妇注意外阴清洁，穿透气性好的内裤并常更换，若伴瘙痒、分泌物呈豆渣样或脓性等异常情况，及时就医；沐浴时采用淋浴方式，减少逆行感染；减少性生活频率，注意性器官清洁，避免动作粗暴。12 周前和 32 周后避免性生活，以免发生流产、早产或感染等不良妊娠结局。

（五）外阴

妊娠期外阴部充血，皮肤增厚，大小阴唇色素沉着。大阴唇结缔组织变软，伸展性增加，有利于胎儿娩出。

二、乳房

妊娠早期乳房开始增大，充血明显。孕妇自觉乳房发胀或刺痛，孕 8 周后乳房明显增大，乳头增大，乳晕变黑，出现散在的皮脂腺肥大隆起，称为蒙氏结节（Montgomery's tubercles）。妊娠期胎盘分泌大量雌、孕激素，刺激乳腺管和乳腺泡发育。此外，垂体催乳素、人胎盘生乳素、胰岛素、皮质醇、甲状腺素等多种激素也参与乳腺发育，做好泌乳准备。指导孕妇穿合适胸罩托起乳房，防止下垂；保持乳房清洁。

三、循环及血液系统

1. 心脏　妊娠后期因膈肌升高，心脏向左、向上、向前移位，心尖搏动左移 1 ～ 2cm，心浊音界稍扩大。妊娠晚期，在休息时心率每分钟增加 10 ～ 15 次。心脏移位使大血管轻度扭曲，加之血流量增加及血流速度加快，多数孕妇心尖区可听及Ⅰ～Ⅱ级柔和吹风样收缩期杂音，产后逐渐消失。

2. 心搏出量和血容量　心搏出量自妊娠 10 周逐渐增加，至妊娠 32 ～ 34 周达高峰，持续至分娩。临产后，尤其第二产程心排血量显著增加。血容量于妊娠 6 ～ 8 周开始增加，至妊娠 32 ～ 34 周达高峰。整个妊娠期血容量增加 40% ～ 45%，平均约增加 1450mL（血浆增加 1000mL，而红细胞仅增加 450mL），血液稀释，出现生理性贫血。

3. 血压　在妊娠早、中期血压偏低，妊娠晚期血压轻度升高。一般收缩压无变化，舒张压因外周血管扩张、血液稀释胎盘形成动静脉短路而轻度降低，使脉压稍增大。孕妇体位影响血压，坐位稍高于仰卧位。

4. 静脉压　妊娠期盆腔血液回流至下腔静脉的血量增加，增大右旋的子宫压迫下腔静脉使血液回流受阻，致下肢、外阴及直肠静脉压增高，加之妊娠期静脉壁扩张，故孕妇易发生下肢、外阴静脉曲张和痔疮，产后多自行消退。指导孕妇休息时取左侧卧位并抬高下肢，避免长时间站立，必要时穿弹力袜或弹力绷带，以促进静脉回流；预防和纠正便秘，避免痔疮形成。

妊娠中晚期，若孕妇长时间处于仰卧位姿势时，下腔静脉受压，回心血量减少，心排血量减少使血压下降，称为仰卧位低血压综合征（supine hypotensive syndrome），表现为血压下降、心率变慢、轻度头痛和恶心，甚至晕厥。随血压下降，胎儿可出现急性胎儿宫内窘迫。当下腔静脉受压过久，压力升高使绒毛间隙内压力也随之升高，可能引起胎盘早剥，因此，妊娠中晚期建议左侧卧位休息。

5. 血液成分　妊娠期因血液被稀释，红细胞计数、血红蛋白值、血细胞比容均下降。当血红蛋白进行性下降或＜100g/L，应适当补充铁剂，以防缺铁性贫血。白细胞从妊娠 7 ～ 8 周开始轻度增加，至妊娠 30 周达高峰。临产及产褥期显著增加，主要为中性粒细胞增多。妊娠期血液处于高凝状态，减少了分娩时出血的危险，但血栓形成的风险增加，血栓脱落易发生肺栓塞及弥散性血管内凝血（disseminated intravascular coagulation，DIC），故产后应鼓励产妇尽早活动。

四、呼吸系统

受激素影响，妊娠期上呼吸道黏膜增厚，轻度充血、水肿，易发生上呼吸道感染，居住环境应通风良好，避免到人群聚集的地方。妊娠期肺活量无明显改变，因此患有呼吸系统疾病的孕妇，在妊娠期间疾病不易加重。妊娠中期有过度通气现象，有利于孕妇及胎儿的供氧和胎儿血中二氧化碳的排出。妊娠晚期子宫增大，膈肌活动幅度减小，胸廓活动加大，以胸式呼吸为主，气体交换保持不变。呼吸次数变化不大，但呼吸较深。

五、泌尿系统

妊娠期因孕妇及胎儿代谢产物增多，肾脏负担加重。肾血浆流量（renal plasma flow，RPF）及肾小球滤过率（glomerular filtration rate，GFR）于妊娠早期均增加，并在整个妊娠期维持高水平。由于 GFR 增加，而肾小管对葡萄糖再吸收能力不能相应增加，故孕妇可出现妊娠生理性糖尿。

妊娠早期，增大的子宫压迫膀胱可引起尿频。妊娠 12 周以后，子宫体超过盆腔，压迫症状消失。妊娠末期，当胎先露入盆后孕妇可再次出现尿频，腹压增加时甚至出现尿液外溢现象。此现象产后可逐渐消失，孕妇无须通过减少液体摄入来缓解症状。

受孕激素影响，泌尿系统平滑肌张力降低。自妊娠中期肾盂及输尿管轻度扩张，输尿管增粗及蠕动减弱，尿流缓慢，且右侧输尿管常受右旋子宫压迫，可致输尿管部分梗阻，常出现右侧肾盂积水。孕妇易患急性肾盂肾炎，并以右侧居多，近足月时约 3% 的孕妇出现输尿管尿液反流，亦是感染诱因。建议取左侧卧位休息，鼓励孕妇多饮水、勤排尿，以预防感染。

六、消化系统

妊娠早期多数孕妇出现恶心、呕吐、食欲不振等现象，一般于妊娠 12 周左右自行消失，症状明显者，可遵医嘱服用药物。妊娠中晚期，胃肠平滑肌张力降低，贲门括约肌松弛，胃内酸性内容物反流至食管下部，产生烧灼感，使胃排空时间延长，可致上腹部饱胀感。肠蠕动减弱，粪便在大肠停留时间延长可致便秘，妊娠期需进食富含纤维素的蔬菜与水果。牙龈肥厚，容易充血、水肿引起出血，分娩后可自然消退，口腔清洁应使用软毛牙刷。由于肠道充血、盆腔静脉受胎先露部压迫、静脉回流障碍等，妊娠后期常发生痔疮或原有痔疮加重。胆道平滑肌松弛，胆囊排空时间延长，胆汁稍黏稠，使胆汁淤积，妊娠期间容易诱发胆囊炎及胆石症。

七、内分泌系统

妊娠期腺垂体增大 1 ～ 2 倍，嗜酸性粒细胞肥大、增多，于产后 10 天左右恢复。产后有出血性休克者，可使增大的垂体缺血、坏死，继发严重的腺垂体功能低下，导致席汉综合征。促甲状腺激素（TSH）、促肾上腺皮质激素（ACTH）分泌增多，但游离的甲状腺素及肾上腺皮质激素不多，故孕妇没有甲状腺、肾上腺皮质功能亢进的表现。

八、其他

1. 体重 妊娠期体重在 13 周以前无明显变化，以后平均每周增加 350g。如果每周超过 500g，要注意有无隐性水肿。至足月妊娠时，体重平均增加 12.5kg，应指导孕妇孕期科学合理地补充营养，以控制体重。

2. 皮肤 妊娠期垂体分泌促黑素细胞激素增加，增加的雌、孕激素有黑色素细胞刺激效应，使黑色素增加，致孕妇面部、乳头、乳晕、腹白线、外阴等处出现色素沉着。面部呈蝶形分布的褐色斑，习称妊娠斑，可于产后逐渐消退。随逐渐增大的妊娠子宫致皮肤弹性纤维过度伸展，以及肾上腺皮质分泌糖皮质激素增多，该激素分解弹性纤维蛋白致弹性纤维变性，使之断裂，故腹壁皮肤呈现紫色或淡红色不规则平行略凹陷的条纹，称妊娠纹，产后变为银白色，持久不退。

3. 关节与韧带 部分孕妇自觉腰骶部及肢体疼痛不适，可能与胎盘分泌松弛素，使骨盆韧带及椎骨间关节、韧带松弛有关，骨盆和外周关节活动范围明显增加，部分孕妇耻骨联合松弛、分离以致明显疼痛、活动受限。

4. 矿物质　胎儿的生长发育需要大量的矿物质，如钙、磷、铁等。若妊娠次数过多、过密，又不注意补充钙或维生素 D 时，可导致骨质疏松或下肢肌肉痉挛。胎儿骨骼及胎盘的形成，需要较多的钙，绝大部分钙是在妊娠末期 3 个月内积累的，故应指导孕妇至少于妊娠最后 3 个月补充维生素 D 及钙。出现下肢肌肉痉挛时，将腿伸直并给予局部按摩，症状可迅速消失。平时注意局部保暖，避免腿部疲劳，走路时足跟先着地，有助于预防此症状的发生。

第二节　分娩过程

一、正常分娩

分娩全过程，是从出现规律宫缩至胎儿、胎盘娩出为止，简称为总产程（total stage of labor），受产力、产道、胎儿及精神心理四大因素的影响，当这些因素均正常且相互适应时，分娩则顺利进行，正常分娩全过程可分为三个产程，分别为第一产程、第二产程和第三产程。

（一）第一产程

第一产程又称宫口扩张期，从出现间歇 5 ～ 6 分钟的规律宫缩开始，至宫颈口完全扩张达 10cm 为止，初产妇为 11 ～ 12 小时，一般不超过 22 小时，经产妇为 6 ～ 8 小时，一般不超过 16 小时。第一产程应注意以下几点：①消除惧怕心理，保持镇静乐观；②按时进食，补充足够的营养；③按时排尿，每 2 ～ 4 小时一次，使膀胱空虚，以免阻碍胎头下降；④如果胎膜未破，经医生同意，可在待产室内行走活动；⑤宫缩时也可做一些辅助的减痛动作。

（二）第二产程

第二产程又称胎儿娩出期，是从宫颈口完全扩张到胎儿娩出为止。初产妇 1 ～ 2 小时，经产妇通常数分钟即可完成，但也有长达 2 小时者。

（三）第三产程

又称胎盘娩出期，是从胎儿娩出到胎盘娩出，为 5 ～ 15 分钟，不超过 30 分钟。

二、异常分娩

异常分娩（abnormal labor），俗称难产（dystocia），是指各种原因导致产程进展异常或分娩受阻。产力、产道、胎儿和精神心理因素在分娩过程中互相影响，其中任何一个或一个以上因素异常或这些因素相互之间不能协调、适应，都可能导致难产。

（一）产力异常

产力异常（abnormal uterine action）即子宫收缩力异常，包括子宫收缩的节律性、对称性和极性改变，以及宫缩的强度和频率改变，也就是子宫收缩的协调性和强度的异常。产力异常主要分为子宫收缩乏力（uterine atony）和子宫收缩过强（uterine hypercontractility）两大类。

1. 子宫收缩乏力 是最常见的产力异常，多发生于初产妇，尤其高龄初产妇。常见的原因包括头盆不称或胎位异常、子宫局部因素、精神因素、内分泌失调等，可导致产程延长，影响产妇休息、进食等，产妇精神疲惫与体力消耗，可致肠胀气、排尿困难，加重宫缩乏力，也可导致产妇出现产伤、产后出血、产后感染等并发症。此外，产程延长易发生胎儿窘迫，增加手术助产率，使新生儿产伤、新生儿窒息、新生儿颅内出血、吸入性肺炎等并发症的发生率明显升高。

2. 子宫收缩过强 是指宫缩持续时间超过正常时限，宫缩间歇时间过短，宫缩时产生的宫内压力过强。子宫收缩过强，可造成急产、强直性子宫收缩或痉挛性狭窄环，均可对母儿产生不利影响，应积极寻找原因，予以正确处理。

（二）产道异常

产道是胎儿娩出的通道，包括骨产道和软产道两部分。其中骨产道异常是产道异常的常见类型，其原因包括骨盆入口平面狭窄、中骨盆平面狭窄、骨盆出口平面狭窄、骨盆三个平面狭窄和畸形骨盆等方面。软产道异常较少见，其原因包括阴道异常、宫颈异常、子宫异常和盆腔肿瘤。

（三）胎位异常

胎位异常包括胎头位置异常、臀位、横位及复合先露。异常胎位约占 10%，其中胎头位置异常（头位难产）居多占 6% ～ 7%，臀位占 3% ～ 4%，横位及复合先露极少见。所以，头位难产在产科临床上占有重要地位。

三、产褥期并发症

产褥期母体各系统变化很大，由于个体因素或其他原因，可导致感染、出血、精神心理改变等异常情况，影响母体恢复。

（一）产褥期感染

产褥感染（puerperal infection）指分娩后生殖道受病原体侵袭而引起的局部或全身感染，其发病率约为 6%，是产褥期最常见的严重并发症。产褥感染、产后出血、妊娠合并心脏病和妊娠期高血压疾病是威胁产妇生命的四大原因。

由于感染部位、程度、扩散范围不同，其临床表现也不同。依感染发生部位可分为：急性外阴炎、阴道炎、宫颈炎，急性子宫内膜炎、子宫肌炎，急性盆腔结缔组织炎、输卵管炎，急性盆腔腹膜炎及弥漫性腹膜炎，血栓静脉炎，脓毒血症、败血症。主要症状为发热、疼痛、异常恶露。对于产后发热者，首先考虑为产褥感染，再排除引起产褥病的其他疾病。此外，还需对全身及局部进行体检，以确定感染的部位和程度。

（二）晚期产后出血

分娩 24 小时后在产褥期内发生的子宫大量出血，称为晚期产后出血（late postpartum hemorrhage）。产后 1 ～ 2 周发病最常见，但也有延至产后 6 ～ 8 周发病者。产后出血的发病率占分娩总数的 2% ～ 3%，由于测量和收集出血量的主观因素较大，实际发病率更高。主要表现为阴道流血少量或中等量，持续或间断；亦可表现为急骤大量流血，同时有血块排出；多伴有寒战、低热、恶露增加，且常因失血过多导致严重贫血，甚至发生失血性休克。胎盘胎膜残留、蜕膜残留、子宫胎盘附着面感染或复旧不良、感染、剖宫产术后子宫伤口裂开等都是造成产后出血的重要原因。其中，胎盘胎膜残留和蜕膜残留引起的阴道流血多在产后 10 天内发生，胎膜附着部位复旧不良多发生在产后 2 周左右，剖宫伤口裂开或愈合不良多发生在术后 2 ～ 3 周。

（三）产后抑郁症

产后抑郁症（postpartum depression）是指产妇在产褥期间出现抑郁症状，是产褥期精神综合征最常见的一种类型，发病率约为 30%，通常在产后 2 周内出现症状。主要表现为与家人关系紧张，对周围事情缺乏兴趣、自暴自弃、恐惧、焦虑、沮丧、对自身及婴儿健康过度担忧，常失去生活自理及照料婴儿的能力，对人充满敌意，甚至出现自杀或杀婴倾向。影响产后心理障碍的因素较为复杂，包括遗传、内分泌、心理、社会因素等。产妇在分娩后体内孕激素、雌激素水平急剧下降，容易导致产后心理障碍发生。

产后抑郁患者主要以心理治疗为主，包括心理支持、咨询与社会干预等。对于中重症及心理治疗无效患者，则要采取药物治疗。

（四）急性乳腺炎

产褥期急性乳腺炎，是指乳房的急性化脓性炎症，主要以乳房红肿疼痛、局部肿块、发热为临床表现，通常发生于产后 3 ～ 4 周。绝大多数患者为产后哺乳期女性，以初产妇多见，约占 90%。导致其发生的原因有很多，产妇在经历分娩后，由于机体抵抗力下降，对炎性因子抵抗力较小，如果哺乳姿势不正确，婴儿未正确吸吮乳头，或固定于一侧的哺乳时间较长，均易导致乳头皲裂或破损，进而导致细菌侵入，沿淋巴管蔓延至乳腺小叶及小叶间的结缔组织，引起化脓性蜂窝织炎，主要病原体是金黄色葡萄球菌。

初产妇由于哺乳无经验，乳汁多，婴儿往往不能把乳汁吸尽，此外，产妇不规律性哺乳，乳头发育不良也会影响哺乳，使乳汁淤积，易导致乳腺管阻塞。病菌通过婴儿的鼻咽部侵入乳管开口，上行至腺小叶，由于多余的乳汁淤积在腺小叶中，细菌更易生长繁殖，进而向实质部侵入，导致各种类型的化脓性乳腺炎，如不及时治疗，不仅会给患者带来痛苦，还将影响母乳喂养的实施，直接影响婴儿健康。

（五）子宫复旧不全

产褥期间若子宫体肌纤维无法按时缩复、胎盘胎膜不能及时脱落排出、子宫内膜再生修复障碍，称为子宫复旧不全（subinvolution of uterus）。影响原因主要有以下几个方面：胎盘胎膜残留，蜕膜脱落不完全，子宫内膜炎、子宫肌炎或盆腔感染，子宫肌瘤，恶露排出不畅，胎盘面积过大，膀胱过度膨胀等。子宫复旧不全最突出的临床表现是血性恶露持续时间延长，从正常的持续 3 天延长至 7 ～ 10 天，甚至更长。在此期间常伴有下腹坠胀感或剧烈疼痛。若要找出发病原因，还需借助 B 超检查。子宫复旧不全也是导致晚期产后出血、感染等并发症和产褥期情绪烦躁等心理问题的重要原因，严重影响母婴的身心健康。

（六）软产道裂伤

1. 子宫颈裂伤　初产妇分娩时，宫颈口两侧均有轻度撕裂，长度一般不超过 1cm，并且无明显出血，一般在产后很快自愈。一般认为，当宫颈裂口＞ 1cm 且伴有不同程度的出血，才称为宫颈裂伤（cervical laceration）。胎儿娩出过快、手术助产损伤、宫颈病变，以及宫颈受压迫时间过长等原因均可导致宫颈裂伤，较深的宫颈裂伤，可延及阴道穹隆部、阴道上 1/3 段或子宫下段。严重裂伤者，可引起产后出血，造成失血性休克而危及产妇生命，日后易形成慢性宫颈炎、宫颈瘢痕狭窄等。

2. 会阴、阴道裂伤及血肿　产后检查外阴、阴道可见裂伤口。会阴、阴道裂伤，根据会阴及阴道壁损伤的轻重程度，一般分为以下 4 度：Ⅰ度裂伤，指会阴皮肤、阴唇系带、前庭黏膜或阴道等处有裂伤，未伤及肌肉层，伤口较浅，一般出血不多。Ⅱ度裂伤，指裂伤已累及盆底的肌肉与筋膜（球海绵体肌、会阴浅横肌、会阴深横肌、肛提肌等），未伤及肛门括约肌。此类裂伤多数呈向上与向两侧的方向，并延及阴道侧沟，严重者可达到侧穹窿。如两侧阴道侧沟均发生撕裂，则可使阴道后壁的下段黏膜呈舌片状。Ⅲ度裂伤，裂伤向会阴深部扩展，肛门括约肌已断裂，直肠黏膜未伤及。Ⅳ度裂伤，撕裂累及直肠阴道隔、直肠壁及黏膜，肛门、直肠、阴道完全贯通，直肠肠腔暴露，组织损伤严重，为最严重的会阴、阴道裂伤。外阴、阴道血肿时一般无明显的阴道出血，但出现失血征象。外阴血肿在检查时可见局部肿胀隆起，皮肤暗紫色，有触痛及波动感。阴道血肿当时不易发现，血肿较大压迫膀胱和直肠时，出现排尿困难及肛门胀痛。产后早期应密切观察会阴、阴道切口有无渗血、血肿及感染；保持外阴清洁、干燥，每日消毒液擦洗两次，及时更换会阴垫；Ⅲ、Ⅳ度裂伤修补术后，进食半流质、无渣饮食，5 日内不排便，如大便硬结可用“123 灌肠液”（硫酸镁 30mL、甘油 60mL、水 90mL）保留灌肠通便。

第三节　产后生理变化

女性产后身体很多器官都会发生很大变化，生殖系统变化最大。

一、生殖系统

（一）子宫

产褥期子宫变化最大。胎盘娩出后，子宫逐渐恢复至未妊娠状态的全过程，称为子宫复旧，一般为 6 周。主要变化为子宫体肌纤维缩复和子宫内膜再生，同时还有子宫血管变化、子宫下段和宫颈的复原等。分娩结束时，子宫底在脐下 1 ～ 2 横指处，以后由于肥大的肌纤维变小、水肿及充血现象消失，子宫逐渐缩小，子宫底每天下降 1.5cm，产后 4 ～ 5 天达脐耻间中点，10 ～ 14 天降入盆腔，在腹部已不易触及，6 ～ 8 周后恢复到未妊娠时的大小。胎盘、胎膜从蜕膜海绵层分离并娩出后，遗留的蜕膜表层发生变性、坏死、脱落，随恶露自阴道排出；子宫内膜自基底层再生，内膜缓慢修复，约于产后第 3 周，子宫腔表面均由新生内膜覆盖。胎盘附着处的创面亦逐渐由子宫内膜修复，直至产后 6 ～ 8 周痊愈。产后子宫下段肌纤维缩复，逐渐恢复为未妊娠时的子宫峡部。胎盘娩出后的子宫颈外口呈环状如袖口。产后 2 ～ 3 天，子宫口仍可容纳两指。产后 1 周后，子宫颈内口关闭，产后 4 周，子宫颈恢复至未妊娠时形态。

（二）阴道和外阴

阴道壁肌张力于产褥期逐渐恢复，阴道腔逐渐缩小，阴道黏膜皱襞约在产后 3 周重新显现，但阴道至产褥期结束时，仍不能完全恢复至未妊娠时的紧张度。外阴分娩后轻度水肿，于产后 2 ～ 3 天内逐渐消退。会阴部血液循环丰富，若有轻度撕裂或会阴侧切缝合，多于产后 3 ～ 4 天内愈合。

（三）盆底组织

经阴道分娩时，胎头通过肛提肌裂孔，对肛提肌产生强大压力，使肛提肌在较短时间内极度扩张，导致肛提肌损伤。盆底结缔组织还会因阴道分娩过程中的过度牵拉，导致疏松，甚至萎缩。盆底结缔组织的胶原蛋白以Ⅰ型和Ⅲ型为主，胶原蛋白数量的减少、形态的改变、交联结构的变化，以及不同胶原亚型之间比例的变化和胶原代谢状态的改变，均与女性盆底功能障碍的发生密切相关。分娩时，盆底神经系统随着生殖裂孔的扩张，同样受到极度的压迫和牵拉，可能发生神经的断裂，同样导致其支配的盆底肌无力。若能于产褥期坚持做产后康复锻炼，盆底肌可能在产褥期内即恢复到接近未妊娠状态。

（四）乳腺

当胎盘剥离娩出后，产妇血中雌激素、孕激素及胎盘生乳素水平急剧下降，抑制下丘脑分泌的催乳素抑制因子释放，在催乳素作用下，乳汁开始分泌。乳头每次被婴儿吸吮时，通过抑制下丘脑分泌的多巴胺及其他催乳素抑制因子，腺垂体催乳素呈脉冲式释放，促进乳汁分泌。产褥期乳房的变化是妊娠期变化的继续，为之后的泌乳、哺乳做足准备。正常情况下，产后 2 ～ 3 天，乳房进一步增大、充血，皮肤紧张，表面静脉扩张，但有时亦会形成硬结并使产妇产生疼痛感。异常严重情况下，产妇乳腺管阻塞，乳汁排出不畅，形成“淤乳”。“淤乳”产生的主要缘由之一是乳房充血影响了血液及淋巴的回流而导致的极端堵塞现象。

二、循环系统

胎盘剥离后，子宫胎盘血液循环终止且子宫缩复，大量血液从子宫涌入体循环，加之妊娠期留的组织间液吸收，产后 72 小时内，产妇循环血量增加 15% ～ 25%。循环血量于产后 2 ～ 3 周，恢复至未妊娠状态。

三、血液系统

孕妇血液稀释，在产后两周内恢复正常。分娩时白细胞增多，在产后 24 小时内可达 15×10^9/L 左右，如产程长，可达 30×10^9/L，多在 1 周内恢复正常。红细胞沉降率（血沉）在产褥初期仍较高，产后 6 ～ 12 周恢复正常。产褥早期血液仍处于高凝状态，有利于胎盘剥离创面，形成血栓，减少产后出血量。纤维蛋白原、凝血酶、凝血酶原于产后 2 ～ 4 周内，降至正常水平。血红蛋白水平于产后 1 周左右回升。淋巴细胞稍减少，中性粒细胞增多，血小板数量增多。

四、消化系统

妊娠期胃肠蠕动及肌张力均减弱，胃液中盐酸分泌量减少，产后需 12 周逐渐恢复。产褥期产妇活动减少，肠蠕动减弱，加之腹肌及盆底肌松弛，容易发生便秘。

五、泌尿系统

妊娠期体内增加的水分于产后排出，尤其在产后 1 周内的数日，排出量最多。产后尿量增加，可达 3000mL/d，并可出现微量蛋白，多在产后 1 ～ 2 天内消失。第 1 周内偶可出现尿糖，是乳腺分泌的部分乳糖被吸收排出所致。妊娠期发生的肾盂及输尿管扩张，产后需 2 ～ 8 周恢复正常。在产褥期，由于膀胱肌张力降低，对膀胱内压的敏感性降低，加之外阴切口疼痛、产程中会阴部受压迫过久、器械助产、区域阻滞麻醉等均可能增加尿潴留的发生率。

六、内分泌系统

分娩后，雌孕激素急剧下降，解除了丘脑下部、垂体、甲状腺及肾上腺的影响，逐渐恢复至未妊娠状态。血中雌、孕激素 1 周恢复正常，胎盘生乳激素产后 6 小时不能再测出。产后由于早吸吮刺激垂体催乳素和缩宫素的合成与释放，促进乳汁的合成和乳汁的喷射。肾上腺功能于产后 6 周内恢复。卵巢功能恢复时间不一，哺乳产妇平均产后 4 ～ 6 个月，月经复潮，恢复排卵；不哺乳产妇平均产后 6 ～ 8 周月经复潮，约产后 10 周恢复排卵。

七、骨骼肌肉系统

1. 骨骼和骨密度的变化　骨密度在妊娠期间整体下降。女性产褥期的骨密度水平要低于妊娠早期。有学者研究显示，骨密度在断奶后返回到基线水平。

2. 关节及韧带的变化　妊娠期松弛素的分泌，导致韧带关节松弛，同时体重增加及重心转移，均可导致腰椎前凸和骨盆前倾。大约一半的女性在妊娠期间出现下腰痛，在产后 1 年仍有疼痛，20% 女性可在分娩 3 年后仍有下腰痛症状。骨盆带疼痛通常在妊娠第一阶段结束时开始，在第 24 ～ 36 周达到高峰，疼痛通常在产后 6 个月内自行消退。然而，8% ～ 10% 的女性骨盆带疼痛会持续 1 ～ 2 年。

3. 身体生物力线的变化　妊娠对肌肉骨骼系统有着深远的影响，25% 的女性存在产后骨盆带疼痛和下腰痛。随着妊娠的进展，骨盆会向前倾斜，而骨盆前倾是引起腰痛和骨盆带疼痛的危险因素。骨盆前倾程度在妊娠期间增加，特别是在妊娠 12 ～ 36 周，然后在分娩后 1 个月前倾程度减少。随着妊娠的进展，盆骨的前后宽度也会明显增大。有研究显示，分娩后 1 个月盆骨前宽度仍比妊娠 12 周时宽。

第四章　产褥期康复

学习目标

1. 掌握　产褥期康复的定义、意义及原则。掌握产褥期健康管理的内容及常见问题的康复方法。

2. 熟悉　人体功效学概念及原理。

3. 了解　产褥期常见问题的病因及表现。

第一节　产褥期康复概述

产褥期，是指从胎盘娩出至产妇全身各器官（除乳房外）恢复或接近正常未孕状态所需的一段时期，一般为 42 天。在此期间，产妇心理、生理都处于脆弱阶段，可以通过食疗、运动疗法及心理调适，促进产妇身体功能的恢复，提高生活质量。

一、产褥期康复的意义

产褥期康复可有效减少并发症，对产妇身心健康有重要和积极的意义。

（一）恢复身体正常功能

1. 恢复盆底功能　妊娠期子宫重力主要作用在盆底肌，盆底肌由于持续受压而逐渐松弛；分娩、肥胖、慢性咳嗽、便秘等可使产妇腹内压增高，导致盆底肌出现不同程度的损伤，出现盆底功能障碍。产后通过盆底肌康复治疗，如盆底肌锻炼、盆底电刺激、盆底生物反馈治疗等，使妊娠期和分娩过程中损伤的神经和肌肉得到恢复，可有效缓解盆底肌收缩能力下降而引起的一系列问题，降低因年龄增长产生的盆底功能障碍性疾病的发病率。

2. 增强心肺功能　产后康复中使用的运动疗法可以消耗产妇身体内部的能源底物，促进器官的新陈代谢，提高产妇的心肺功能。

3. 提高神经系统的调节能力　产后康复可以保持神经系统的兴奋性，维持正常功能，发挥对全身各个脏器的调整和协调能力。

4. 增强内分泌系统的代谢能力　女性在妊娠期腺垂体、甲状腺及肾上腺增大，功能增强，在产褥期逐渐恢复正常。对于恢复较差的产妇，产后康复的介入，可以使产妇尽快恢复正常的内分泌状态。如对于患有妊娠期糖尿病的产妇，产后康复可促进糖代谢，调节血糖，维持血糖处于正常水平。

5. 促进形体恢复 通过饮食和运动干预，可以促进产妇恢复形体。如产妇进行产后恢复操，结合瑜伽练习，能够有效降低产妇的体重、体脂量，促进形体恢复。

（二）改善心理状态

产妇将面临母亲角色和社会其他角色的冲突，影响产妇的心理状态。产后康复可以发挥产妇的主观能动性，转化消极情绪，提高其自信心和自尊感，逐渐适应参与家庭日常活动。

（三）恢复、提高生活质量和社会参与能力

通过产后康复对产妇的身体、心理等方面合理干预，可以恢复和提高产妇生活质量、提升其社会参与能力，对产后女性的全面康复有较好的促进作用。

二、产褥期康复的原则

1. 主动性 产后早期的康复介入，应以产妇明确的参与意愿为准。产后因产妇身体情况差异较大，康复的时间长短和难度难以预估，需要康复工作人员准确评估产妇身体情况，制定合理的康复方案。只有产妇对自己有足够的信心，才能保证产后康复的顺利进行。

2. 早期介入 产后康复越早进行，对产妇的身体机能恢复效果越佳。例如，产后出现盆底肌损伤时，产后康复早期介入，盆底肌肉损伤恢复较快，可以有效降低其漏尿的发生率。

3. 个性化 产妇的分娩方式和分娩过程中的情况对产妇的身心影响较大。产后康复工作人员对产妇的身体进行多维度检查评估，才能制定适合该产妇有效、合理的个性化的产后康复计划。同时，康复工作人员也要根据整个康复过程中的评估情况，对康复计划及时作出调整。

4. 循序渐进 产妇在产后身体较为虚弱，康复计划的制定和实施要循序渐进，从易到难，逐步提高。安排运动量时从小到大，逐渐增加。运动难度由易到难，由简单到复杂，循序渐进地进行练习。较高难度的动作都要求具有一定的身体素质和基本动作的基础，不具备这些条件而盲目地练习，不仅达不到康复目标，还会对身体造成损伤。

5. 持之以恒 产后康复因产妇个体身心情况不同，整个康复的时间跨度难以做出准确预测。不少产妇急于看到预期的康复效果，因康复时间较长，容易失去信心与热情。产后康复并非一朝一夕就能达到目标，需要持之以恒地实行康复计划，才能达到预

期的康复效果。

6. 全面康复 产后康复目标的制定要全面，在考虑到产妇生殖系统恢复的同时，还需要将呼吸系统、心血管系统、肌肉骨骼系统、内分泌系统等纳入整体康复的范畴。此外，还应对产妇心理、生活质量、未来社会参与情况等方面进行综合考虑，制定合适的康复计划，力争达到产后全面康复。

三、产褥期康复的适应证和禁忌证

（一）适应证

1. 盆底功能障碍 盆底功能障碍，包括盆腔脏器脱垂、尿失禁、大便失禁、盆腔痛、性功能障碍等。产后康复介入越早，越能明显改善盆底功能障碍，从而降低产妇的痛苦，提高其未来的生活质量。

2. 产后疼痛 因韧带松弛、核心肌群力量降低和长期保持不良姿势等因素的影响，产妇容易产生腰痛和关节疼痛。产后及时进行相应的康复治疗，能有效缓解各种疼痛症状。

3. 乳腺炎 产后女性，尤其哺乳女性，容易出现急性乳腺炎。当产妇出现乳腺炎后，对乳汁的分泌、身体的康复都会有一定的影响。运用适当的康复治疗，可以促进乳腺血液循环，利于炎症的消退。

4. 心理障碍 部分女性在分娩后会出现紧张、疑虑、内疚、恐惧等心理障碍，极少数严重者会有绝望、伤婴或自杀等行为，通常在产后 2 周内出现症状，可在 3 ～ 6 个月自行恢复。心理调适、药物治疗、物理治疗和运动等综合康复手段，将有助于产妇心理康复。

5. 产后脱发 由于产后产妇体内雌激素水平变化，会出现不同程度的脱发现象。随着分娩后机体内分泌水平的逐渐恢复，脱发现象会自行停止，一般在 6 个月左右可恢复。产妇可通过调节身心状态、均衡营养、卫生保养、按摩刺激头皮等方式改善脱发症状。

（二）禁忌证

1. 阴道出血 产后出血，宫腔感染会使子宫创面充血、渗出、血管开放，子宫复旧过程延长，表现为血性恶露持续时间长。软产道裂伤也会出现较大量的出血。如有上述情况，则不宜进行康复训练。

2. 阴道狭窄 外阴、阴道萎缩，会造成阴道狭窄。严重阴道瘢痕者，应当先注意瘢痕的护理与恢复，此时不适宜进行相关的康复训练。

3. 神经、精神疾病 盆底肌肉群完全去神经化，盆底肌群失去神经支配，不能完成相应的康复训练。此外，产妇患有癫痫、严重产后抑郁、产后焦虑等精神类疾病，不适宜进行康复训练。

4. 盆、腹腔恶性肿瘤　患有盆腔或腹腔恶性肿瘤的产妇，应在康复训练开始之前，与康复师沟通，明确是否能进行康复训练或者降低训练强度。在康复训练时，应时刻注意自身情况，如出现阴道出血、呼吸急促、头晕、乏力、疼痛等症状，应立即停止康复训练。

第二节　产褥期的健康管理

一、产褥期健康教育

产褥期是产妇身体恢复，开始承担并适应母亲角色的重要时期。在此期间，产妇各系统的变化很大，子宫内有较大的创面，乳腺分泌功能旺盛，容易发生感染或其他病理情况，身体正常的机能尚未完全恢复。因此，产妇要积极配合调理，以保障母婴身体健康。

（一）提供良好的休养环境

产褥期，产妇居室温度应保持在 22 ～ 24℃，湿度应保持在 50% ～ 60%。室内一定要干净、通风，保持空气清新。建议每天上、下午各开窗通风换气 1 次，每次 20 分钟。通风换气时，要先将产妇和婴儿移送至其他房间，通风换气后，待室温恢复至 22 ～ 24℃时，再将母婴移回。

良好的休养环境可以保证产妇有充足的睡眠，产后产妇处于疲劳、兴奋和喜悦中，容易睡眠不足，充分的睡眠休息有助于身体迅速恢复。产妇休息时宜取半卧位，促进恶露排出，会阴左侧切开术的产妇，嘱其右侧卧位休息。产妇要学会与婴儿同步休息，以利于乳汁分泌。

（二）适度保暖

根据季节变化和产妇的体质，产妇衣物、被褥的增减，都以产妇觉得舒适为度。被褥要清洁、松软，衣着薄厚适宜、保暖，不可迎风坐卧，避免关节受风、寒、湿入侵，也不可因产妇不能见风，使房屋门窗紧闭，室内空气不流通。

（三）清洁卫生

1. 产妇注意口腔卫生，防止口腔感染及牙周病。每晚睡前用温水洗脸、洗脚，进行个人卫生清洁。

2. 产褥期产妇出汗多，要勤洗澡（禁盆浴），勤换内衣，保持皮肤清洁卫生。产褥早期最好用温水擦拭身体，擦拭过程中要注意保暖。顺产和体质较好的产妇，分娩 1 周后可进行淋浴。

3. 产后产妇阴道有恶露排出，要注意保持外阴部清洁，勤换内裤与卫生垫。每天用温水清洗外阴，从前（会阴）向后（肛门）洗，避免将肛门的细菌带到会阴伤口和阴道内。

（四）饮食与营养

由于分娩时体力消耗大，产后身体各器官需要恢复，产妇的消化能力减弱，又要分泌乳汁喂养婴儿，所以饮食营养非常重要。顺产后 1 个时，可让产妇进流食或清淡半流食，并逐步进普通饮食。食物应富有营养、足够热量和水分。产妇饮食依据个人体质进行调配，产后补充营养还是以温补为主。为帮助哺乳，应多摄入优质蛋白质、钙、铁丰富的食物，食物的烹调方法以煮、煨为最好。若产后出现恶露异常、乳房胀痛，或者有感冒、头痛、皮肤痒、胃痛等症状，及时就医，按医嘱调整饮食。

（五）关注产妇情绪变化

产妇产后因身体不适、缺乏母乳喂养知识和护理婴儿技能等，可造成情绪的不稳定，尤其在产后 3 ～ 14 天，可表现为轻度抑郁，应帮助产妇减轻身体不适，并给予精神关怀、鼓励和安慰。

（六）排尿与排便

产后 2 ～ 4 小时，协助产妇排尿，产后最初 5 日内，尿量明显增多，指导产妇尽早排尿。若出现排尿困难，应解除产妇害怕排尿引起疼痛的顾虑，鼓励其坐起排尿，可用热水熏洗外阴，温开水冲洗尿道外口周围，诱导排尿。下腹部热敷、按摩膀胱，刺激膀胱肌收缩，也可促进排尿。

多数产妇在产后 2 ～ 3 天排大便。部分产妇分娩后出现便秘，应指导产妇多吃富含纤维素的食物，比如新鲜蔬果、粗粮等；鼓励产妇尽早下床活动，适度活动可刺激肠蠕动，促进排便；保持良好的排便习惯，晨起或早餐后有便意应及时如厕，养成定时排便的习惯。若发生便秘，应在医生指导下口服缓泻剂或外用开塞露。

（七）指导哺乳和乳房护理

指导产妇于产后 30 分钟内开始哺乳，教会产妇正确的哺乳姿势，推荐按需哺乳。产后 7 日内，是初乳逐渐分泌的过程，初乳营养丰富，能增加婴儿的抗病能力。初生婴儿的吸吮刺激，可促进乳汁分泌，哺乳次数应频繁些，一昼夜应哺乳 8 ～ 12 次，最初哺乳时间只需 3 ～ 5 分钟，以后逐渐延长至 15 ～ 20 分钟。每次哺乳前，用温开水清洁乳头及乳房，让婴儿吸空一侧乳房后，再吸吮另一侧乳房。

（八）性生活指导

1. 产后 42 天内，由于子宫内膜创面尚未完全修复，应禁止性生活。

2. 产后 42 天后，产妇应到医院进行产后检查，了解身体恢复状况，检查无异常，可恢复性生活，但一定要采取可靠的避孕措施，避孕方法可有以下选择：①使用避孕套；②产后 4 ～ 6 个月，可放置宫内节育器；③断乳后，可选择口服避孕药。

（九）健康检查

产后 42 天，产妇携婴儿到医院进行全面健康检查，了解全身和盆腔器官恢复情况，以便及时发现异常和及早处理。如有特殊不适，则应提前检查。

（十）产后用药

产妇服用的大多数药物都可以通过血液循环进入乳汁，影响婴儿生长发育。因此，产妇服用药物时，应考虑药物对婴儿的危害。部分药物哺乳期禁用，如红霉素可引起婴儿的肝脏损害，出现黄疸；氯霉素可使婴儿出现灰婴综合征；链霉素、卡那霉素可引起听力障碍；四环素可引起乳儿牙齿发黄；磺胺药可引起肝脏和肾脏功能的损害；氯丙嗪和地西泮可引起婴儿黄疸；甲硝唑则使婴儿出现厌食、呕吐；利血平使婴儿鼻塞、昏睡。

二、产后人体工效学

（一）人体工效学的概念及原理

人体工效学，又称人体工程学，是研究人在某种工作环境中的解剖学、生理学、心理学等方面的各种因素，研究人、机器及环境的相互作用条件下在工作和生活中，如何将工作效率、人的健康、安全和舒适等达到最优化的问题。其核心原理在于通过优化工作环境和工具设计，以减少人体负荷，预防肌肉骨骼损伤、腰背痛等职业病，并提高工作效率。

产褥期女性由于激素水平变化和肌肉骨骼生物力学改变等多种因素导致腰背痛和骨盆带疼痛高发，严重影响生活质量，这种疼痛会因不良的工作环境、不正确的婴儿或自我护理姿势加重。因此，利用人体工效学的原理，指导产后女性在合理的环境中使用正确的姿势进行婴儿或自我护理活动，能有效促进其身体和疼痛的恢复。

（二）产后疼痛发生的相关因素

1. 激素水平变化　妊娠期间，雌激素和孕激素一直保持较高水平，雌激素和孕激素会使骨盆、关节、韧带过度松弛、伸展，引起骨关节、耻骨联合部位疼痛，严重时可发生耻骨联合分离，出现剧烈耻骨联合疼痛、活动受限。产后激素水平会急剧下降，约产后 1 周恢复至未妊娠水平，但其疼痛感依然存在。

2. 肌肉骨骼生物力学改变　妊娠期腰背痛或骨盆带疼痛的发展与脊柱生物力学变化有关，特别是腰椎弯曲度的改变，改变了负荷的分布，导致腰椎结构的张力增加。妊娠期间腹部和矢状面直径的增加，孕妇身体重心后移，导致腰部的负荷和压力增加，是腰部疼痛发生率高的原因。产褥期女性由于长时间卧床、不正确的哺乳姿势等因素的影响，也容易诱发腰背和骨盆带疼痛。

（三）产后人体工效学应用

1. 剖宫产翻身　剖宫产产妇由于卧床时间较长，容易出现腰酸背痛。在卧床期间，则可根据产妇意愿选择自由体位，一般于术后 1 ～ 2 小时，在护理人员协助下翻身。术后 8 ～ 10 小时后，可采取以下体位：①半侧卧位：介于仰卧位与侧卧位之间，重力支点在肩胛部与髂骨后侧；②侧卧位：产妇可随意选择左侧位或右侧位，重力支点在髂骨与肩胛骨上；③低半卧位：将床头抬高 15° ～ 30°，注意曲度不宜过大。

2. 哺乳姿势　多数初产妇在哺乳时姿势不正确导致腰背部疼痛，或者可能非常专注于让婴儿保持舒适，因此总保持弯腰、低头的姿势，以致颈部和上背部的肌肉长期处于疲劳状态，引起背部疼痛。母乳喂养正确姿势的要领：产妇的姿势要舒服有支撑，婴儿的姿势要舒服且正确，抱着婴儿贴近乳房，而不是让乳房靠近婴儿。

（1）侧卧式　适合剖宫产后、夜间或者白天休息时哺乳。产妇先侧躺在床上，可使用枕头支撑背部，膝盖微微弯曲，在膝盖之间放置一个枕头，在腹部和床之间楔入一条折叠的浴巾，最好用一个小枕头在婴儿的背后垫起来，让婴儿侧身与产妇相对，母婴腹部相贴，婴儿的嘴与产妇乳头处在同一平面。喂对侧乳房时，可以稍微将身体往婴儿方向前倾，让对侧乳房靠近婴儿的嘴，或者抱着婴儿一起翻身到另一侧。如果产妇已有肩部肌肉紧张且上背部疼痛，则侧卧姿势哺乳最为适合。

（2）摇篮式　是最常用的一种传统的哺乳姿势，适合自然分娩的产妇。选择有扶手的靠背椅，在双脚处放一张矮凳，产妇取舒适的坐位，在腿上放一个枕头或哺乳枕，让婴儿躺在枕头或哺乳枕上，产妇一只手臂在内侧支撑婴儿的头部，另一只手托住乳房，让婴儿侧身与产妇相对，婴儿的嘴与产妇乳头处在同一平面。如果喂哺的时间比较长，可在产妇背后及肘下放松软的靠垫作为支撑，使产妇全身肌肉得到放松，预防因为喂奶时间长，导致产妇出现肌肉僵硬、酸痛的情况。

3. 护理婴儿姿势　产后除了哺乳之外，产妇还要经常抱着婴儿移动及给婴儿沐浴、更换尿布等护理活动，做这些动作时产妇的腰部会长时间处于弯曲的状态，会导致肩背部、前臂和手腕部疼痛。抱婴儿时，屈髋屈膝，背部直立，从下蹲的位置抱起婴儿，以最大限度地减轻背部的压力。注意房间内物品的高度，减少婴儿护理时产妇弯腰的角度，在婴儿床附近放一个踏脚凳，有助于产妇支撑一只脚并减轻腰部承受的重量。

4. 自我护理　为了减轻颈肩部、腰部酸痛和紧张感，产后女性可以通过一些自我保健的手段来放松。

（1）通过温水浴放松疲劳的身体。

（2）在疼痛部位使用加热垫或冷敷袋以保护皮肤。

（3）学习放松技巧，进行按摩，以舒缓紧张的肌肉，缓解颈部、肩部及腰部疼痛，学会对颈部和肩部肌肉进行牵伸，放松紧张的肌肉。

三、产褥期身体活动

（一）产后起居活动

产后适当休息，卧床休息以侧卧为主，勤翻身。顺产产妇可在产后 6 ～ 12 小时下床轻微活动，产后 24 小时可在室内自由走动；剖宫产产妇术后 6 小时可以尝试翻身和活动身体，术后 24 小时在家人的协助下可下床缓慢走动。产妇每次起床活动的时间不要超过 30 分钟，身体逐渐恢复后，再逐渐延长活动时间，活动时间以 1 ～ 2 小时为宜。早期可针对性做凯格尔运动，促进盆底肌修复。产妇适当活动可减少便秘的发生，促进恶露排出，利于子宫的复旧，促进身体恢复。产后 2 ～ 3 周可以从事日常轻微劳动，应避免长时间站、坐、蹲及增加腹压的劳动。

凯格尔运动　排空膀胱，选择舒适体位，做单纯收缩盆底肌（收缩阴道及提肛）动作。每收缩、放松 1 次，为 1 个训练动作。收缩时阴道、肛门应同时用力，正常呼吸不憋气，不能使用腹部、臀部及大腿的力量来收缩。不同类型的盆底肌纤维，收缩训练方式不同。针对Ⅰ型盆底肌，应缓慢收缩会阴及肛门达到最大力度，盆底肌每收缩 3 秒后放松 3 秒，盆底肌收缩时间和放松时间相等，逐渐延长收缩和放松时间至 10 ～ 12 秒为正常。进行Ⅱ型盆底肌锻炼时，用最大力度快速收缩会阴及肛门后立刻放松，盆底肌每收缩 1 秒就放松 2 ～ 3 秒，盆底肌收缩时间是放松时间的 2 ～ 3 倍，如收缩 3 ～ 5 秒之后放松 6 ～ 10 秒。每天练习 2 ～ 3 次，每次 50 ～ 70 个，每次约 15 分钟，6 ～ 8 周为 1 个疗程。训练需循序渐进，以不疲劳为原则。熟练掌握训练动作后，可在不同体位下进行凯格尔运动。在锻炼的过程中，也可以配合腹式呼吸和臀桥练习。

（二）产后恢复操

产后适当运动有利于促进子宫收缩及恢复，促进骨盆带和盆底肌功能恢复。产后 24 小时后，就可根据产妇的身体条件设计相应的恢复体操，包括腹式呼吸运动、颈部拉伸、双臂外展、仰卧屈腿、收缩盆底肌等运动。有伤口的产妇可以先进行上肢运动，等伤口愈合后再逐渐进行全身性运动。动作由少到多，幅度由小到大，运动量逐渐加大，根据产妇的身体条件决定运动时间、次数，以不感到劳累为度。

第三节　产褥期常见问题康复

一、产褥期伤口恢复

1. 会阴伤口护理　产妇在阴道分娩的过程中，会阴部位切开和撕裂最常见。产后应密切观察产妇的生命体征变化，每天检查会阴切口，用聚维酮碘（碘伏）溶液擦洗清洁会阴部。若会阴部有水肿，可用硫酸镁纱布湿热敷水肿部位。指导产妇卧床休息时取健侧卧位，勤换卫生垫和内衣裤。

2. 剖宫产伤口护理　产妇剖宫产术后由于麻醉药作用逐渐消失，一般在术后数小时，伤口开始疼痛。手术后当天可使用镇痛药物缓解疼痛，改善睡眠质量，从而使身体尽快恢复。一般伤口的疼痛在术后 3 天便会逐渐减轻。为避免伤口感染，应保持伤口清洁。

3. 物理因子辅助治疗

（1）药物外敷　药物外敷可以改善会阴疼痛、水肿、渗血，对促进会阴伤口恢复起着积极的作用。95% 酒精、50% 硫酸镁外敷是常用的外敷方法，可起到及时止痛、消肿，预防感染，以减轻产妇疼痛，促进产后恢复的作用。对酒精过敏的产妇及不耐受酒精刺激的产妇，可采用会阴冷敷垫替代。会阴冷敷垫操作简便，使用前捏破里袋，抖动袋子即可制冷，放在需要治疗的部位，冷敷 20 ～ 30 分钟。

（2）光疗　红外线治疗具有消肿、抗感染及镇痛作用。红外线治疗用于剖宫产产妇术后伤口治疗，能够促进伤口愈合，减轻产妇疼痛程度。对产后会阴侧切及会阴裂伤产妇行常规消毒护理后，使用红外线灯照射会阴局部伤口，可提升产妇的舒适度，减轻伤口疼痛及肿胀带来的不适感。激光疗法也具有镇痛、预防伤口感染和促进伤口愈合的作用。

二、产褥感染

产褥感染，指分娩时及产褥期生殖道受病原体侵袭，引起生殖器官局部或全身的炎症变化。产褥感染是常见的产后并发症。

（一）病因

1. 自身感染　正常孕妇生殖道或生殖道邻近部位寄生的病原体，多数并不致病，当在机体抵抗力下降或病原体数量、毒力增加等感染诱因存在时，如产前反复阴道流血、胎膜早破、软产道裂伤、产程延长、产后出血等，非致病微生物转化为致病微生物而引起感染。

2. 外来感染　医护人员消毒不严格或被污染的衣物、用具、手术器械及产妇临产前性生活、盆浴等，将致病菌带入生殖道而引起感染。

3. 产褥期不良生活习惯　产后产妇卧具不洁，床单、被褥更换不及时，以不洁液体擦洗会阴部，过早性生活等因素都容易导致感染，应引起产妇和家属的高度重视。

（二）临床表现

产褥感染主要以发热、下腹痛及恶露异常为主要症状。因感染部位、扩散范围、机体抵抗力、病原体种类不同，临床表现也不同。

1. 急性外阴、阴道、宫颈炎　外阴伤口感染表现为伤口局部有灼热、红肿、疼痛、硬结，伤口缝线处可见脓点或脓性分泌物，会阴部疼痛，坐位困难；阴道与宫颈感染时，表现为黏膜充血、水肿、溃疡、脓性恶露增多。

2. 急性子宫内膜炎、子宫肌炎　临床两者常伴发。急性子宫内膜炎多发生在产后3～5天，表现为低热，下腹部疼痛，恶露量增多、混浊有臭味，子宫有压痛。伴发子宫肌炎者，可出现寒战、高热，体温可达40℃，白细胞明显升高等全身感染症状。

3. 急性盆腔结缔组织炎、急性输卵管炎　病原体经淋巴、血行扩散到子宫旁结缔组织而引起盆腔结缔组织炎，亦可侵及输卵管致输卵管炎，表现为下腹痛伴肛门坠胀，持续高热伴寒战。

4. 急性盆腔腹膜炎与弥漫性腹膜炎　在急性盆腔结缔组织炎基础上，炎症继续扩散而成，表现为全身中毒症状，如寒战、高热，持续性腹痛伴恶心、呕吐、腹胀，腹部压痛、反跳痛、肌紧张明显。

5. 血栓性静脉炎　多发生在产后1～2周，常表现为盆腔血栓性静脉炎和下肢血栓性静脉炎两类。盆腔血栓性静脉炎常侵及子宫静脉、卵巢静脉、髂内静脉、髂总静脉及阴道静脉，表现为寒战、高热，可持续数周或反复发作。下肢血栓性静脉炎（病变多在股静脉、腘静脉及大隐静脉）多继发于盆腔血栓性静脉炎，表现为弛张热，下肢持续性疼痛、水肿、皮肤发白，习称“股白肿”。

6. 脓毒血症及败血症　是产褥感染最严重的阶段。表现为寒战、持续性高热，体温在40℃以上。全身中毒症状明显，甚至出现感染性休克，可危及生命。

（三）康复措施

1. 卧床休息，协助或指导产妇采取半卧位或抬高床头，以促进恶露排出，防止感染扩散。如为血栓性静脉炎，应绝对卧床休息两周。

2. 加强营养，给予高热量、高蛋白、高维生素、易消化食物，保证足够的液体和水的摄入，保持大小便通畅，减轻盆腔充血。

3. 保持外阴部清洁、干燥。用碘伏溶液擦洗外阴，每日两次，大小便后及时清洗外阴部。

4. 遵医嘱正确应用抗生素控制感染。

5. 体温超过 39℃者，给予物理降温，鼓励产妇多饮水，必要时静脉补充液体；鼓励产妇进高蛋白、高热量、高维生素、易消化的食物，提高机体抵抗力。及时就医处理。

6. 会阴侧切者，应向伤口对侧卧位，及时更换卫生垫，保持切口干燥、清洁；会阴水肿者，局部用 50% 硫酸镁湿热敷或用红外线照射；下肢血栓性静脉炎者，嘱其抬高患肢，局部保暖并给予热敷，以促进血液循环，减轻肿胀。

三、产褥期乳房常见问题

产后乳腺炎是产褥期常见的一种疾病，多为急性乳腺炎，常发生于产后 3 ～ 4 周的哺乳期妇女，又称为哺乳期乳腺炎。

（一）病因

乳腺炎是产褥期的常见病，常继发于乳头皲裂、乳汁淤积、乳腺管阻塞。

1. 乳头皲裂 由于哺乳姿势不正确，婴儿未将乳头及大部分乳晕含吮在口内，且固定于一侧的哺乳时间过长所致。

2. 乳汁淤积 初产妇无哺乳经验，乳汁多，婴儿往往不能把乳汁吸尽，致使多余的乳汁淤积在乳腺小叶中；乳头皲裂后，婴儿吸吮引起母亲剧烈疼痛，影响充分哺乳，乳房不易排空，易发生乳汁淤积；此外，乳头发育不良，短平、小、内陷等，更易引起乳汁淤积。乳汁的淤积将会导致急性炎症发生。

3. 乳腺管阻塞 常继发于乳汁淤积，乳房排空不完全、哺乳不规律及乳房局部受压是其主要原因。另外，初产妇的乳汁中含有较多的脱落上皮细胞，也容易引起乳腺管的阻塞。

4. 细菌侵入 急性乳腺炎主要的病原菌是金黄色葡萄球菌。细菌可直接经乳腺管或通过乳头小创口或裂缝侵入，因乳汁淤积潴留，容易感染。

（二）临床表现

1. 淤积性乳腺炎 常发生于产后 1 周左右。由于初产妇缺乏喂哺经验，易致乳汁淤积，未按时排空所致。产妇感双乳不同程度的胀痛，哺乳时更甚、乳汁分泌不畅，并有体温升高（38.5℃左右）。检查乳房胀满，表面微红（充血），压痛，但吸出乳汁后症状多能消失。

2. 化脓性乳腺炎 多由葡萄球菌或链球菌通过破裂的乳头感染所致。如前所述，产后乳汁淤积，如不及时排空，易致感染。细菌侵入乳腺管后，继续向实质部侵犯，则可形成各种类型的化脓性乳腺炎。炎症或脓肿所在部位，表现出红肿及压痛。脓肿部按之有波动感。此时可伴高烧、寒战、全身无力、大便干燥、脉搏加快、同侧淋巴结肿大、白细胞增高。

（三）康复措施

1. 保持乳头清洁，用温开水擦洗乳头，如有乳头内陷者更应注意清洁，不能用肥皂水和酒精擦洗。

2. 指导产妇正确的母乳喂养姿势，帮助婴儿使用正确的吸吮方式。哺乳时不能让婴儿只含接乳头而造成乳头皲裂，每次哺乳后轻压婴儿下颌，待婴儿嘴巴张开后再取出乳头，哺乳后挤出少许乳汁涂抹在乳头上。

3. 养成良好的哺乳习惯，每次哺乳后排空乳房，不要让婴儿含乳头睡觉。

4. 乳头皲裂较轻者，可借助乳头罩间接哺乳，减轻对乳头的损伤。严重乳头皲裂者，停止哺乳，用吸乳器吸出乳汁，待伤口愈合后再行哺乳。

5. 产后应根据乳汁分泌情况补充营养，特别是促进乳汁分泌的食物，应根据产妇乳汁分泌情况进行补充。部分初产妇在开始分泌乳汁时，乳腺管尚未通畅，而新生儿吸吮能力弱，如果大量分泌乳汁容易造成乳汁淤积，导致乳房胀痛。

6. 乳腺炎成脓期，应少吃促进乳汁分泌的食物，以免加重病情。同时保持心情舒畅。

7. 对乳房肿胀明显或有肿块形成者，局部热敷有利于炎症的消散，每次热敷 20 ～ 30 分钟，3 次 / 天，严重者可用 25% 硫酸镁湿热敷。

8. 在医生指导下正确使用抗生素。

四、子宫复旧不全

分娩后，由于子宫体肌纤维收缩作用，子宫局部血液供应减少，子宫肌细胞缺血发生自溶而逐渐缩小，子宫体积减小，子宫腔内的胎盘剥离面缩小并逐渐修复，子宫在产后 6 周恢复到非孕时状态，这个过程称为子宫复旧。子宫复旧不全表现为产后子宫收缩无力，胎盘滞留，血性恶露持续时间延长，甚至出现晚期产后出血。

（一）病因

影响子宫复旧的因素，主要有以下几个方面：①胎盘、胎膜残留，蜕膜脱落不全；②子宫内膜炎、子宫肌炎、盆腔感染；③子宫肌瘤、子宫腺肌病；④子宫过度后屈，恶露排出不畅、恶露滞留在宫腔；⑤胎盘面积过大；⑥经产妇因多次分娩或多胎使子宫纤维组织相对增多，影响子宫收缩力；⑦产后尿潴留，膀胱过度膨胀或膀胱经常处于膨胀状态；⑧疲劳或全身状况不佳；⑨情绪因素，严重睡眠不足。

（二）临床表现

1. 子宫复旧不全最突出的临床表现是血性恶露量明显增多，恶露持续时间延长，超过 7 ～ 10 天，部分产妇恶露时间超过 6 周。若病因为胎盘残留，则恶露浑浊或伴有臭味。

2. 骨盆和腰部疼痛，骨盆区疼痛有沉重感，腰腹下坠或疼痛，也有产妇出现背痛或有异常的疲劳感。

3. 子宫大而软或子宫有压痛，子宫较同期产褥期子宫大而软，多呈后倾位，常有轻度压痛，宫颈口未关闭。

4. 下腹部膨隆、盆底肌松弛，影响夫妻生活。出现子宫下垂、子宫后位、便秘、遗尿等。

（三）康复措施

1. 正确处理胎盘及胎膜　产后必须正确处理胎盘及胎膜，应认真仔细检查娩出的胎盘、胎膜是否完整，并注意检查胎盘胎儿面边缘有无断裂血管，以便能够及时发现副胎盘。若怀疑有副胎盘、部分胎盘残留或大部分胎膜残留，应在严密的无菌操作下，取出全部残留组织。若检查胎膜后，确认仅有少许胎膜残留，产后可及时应用子宫收缩剂及抗生素，等待其自然排出及预防感染。

2. 产后母乳喂养　产后 30 分钟内让婴儿吸吮乳头，可以促进子宫收缩复旧。

3. 及时排尿　产后 4 小时内及时排尿，一旦出现产后排尿困难，应尽快予以处理，如热敷下腹部和局部按摩，必要时导尿。

4. 鼓励产妇尽早下床活动　顺产后 4 ～ 6 小时，剖宫产后 12 ～ 24 小时产妇下床活动，可促进子宫收缩复旧。若确诊为子宫后倾后屈位，每天应行胸膝卧位两次，每次 15 ～ 20 分钟予以纠正。

5. 其他方法　进行产后子宫按摩和神经肌肉电刺激，促进子宫收缩。产褥期后应及时进行体检和筛查，并针对性进行治疗。

第五章　盆底功能障碍康复

学习目标

1. 掌握　盆底功能障碍性疾病的定义、表现及防治方案。掌握产后尿失禁、尿潴留、盆腔脏器脱垂和产后慢性盆腔疼痛的康复评估和康复方法。

2. 熟悉　产后尿失禁、尿潴留、盆腔脏器脱垂和产后慢性盆腔疼痛的定义、病因和临床表现。

3. 了解　产后女性性功能障碍的康复评估和干预。

第一节　盆底功能障碍性疾病概述

一、定义

女性盆底功能障碍性疾病（pelvic floor dysfunction，PFD）是一组由盆腔支持结构的损伤退化或功能缺陷所引起的妇科疾病。PFD 主要表现为压力性尿失禁（stress urinary incontinence，SUI）、盆底器官脱垂（pelvic floor prolapse，POP）、性功能障碍（sexual dysfunction，SD）、大便失禁（fecal incontinence，FI）、慢性盆腔疼痛等。女性盆底功能障碍性疾病是影响妇女身心健康及生活质量的一个重要公共卫生问题。

二、流行病学特征

根据美国的一项横断面研究，约 25% 的妇女患有至少一种 PFD，在 80 岁及以上的妇女中，患病率增加了一倍以上。大量调查表明，我国女性产后出现盆底功能障碍的概率约为 45%。

在发展中国家，盆底器官脱垂（POP）、尿失禁（UI）和大便失禁（FI）的患病率分别为 19.7%、28.7% 和 6.9%。国内研究显示，我国成年妇女总体尿失禁发病率为 30.9%，且随年龄增长，发病率增加，年龄、阴道分娩等是重要的独立危险因素。

三、发病机制

盆底功能障碍性疾病的发病机制复杂，多种因素的参与，导致疾病的发生。致病内因包括年龄、先天因素（如遗传、种族、发育、体形等），是疾病发生的基础因素。外因包括营养、肥胖、其他内科疾病、不良生活习惯、职业和局部损伤（生育、盆腔手术）等，为疾病发生创造了条件，促进疾病发生。

在众多因素中，分娩次数、阴道分娩、器械助产、巨大胎儿、第二产程延长、肥胖、吸烟及高龄是导致产后 PFD 的高危因素。其中，妊娠和分娩，被认为是 PFD 的独立危险因素。妊娠和分娩对盆底神经、肌肉和筋膜的损伤，会导致盆底支持组织松弛，当盆底组织的变形及盆腔器官的移位超过一定程度时，将发生盆底功能障碍性疾病。妊娠和分娩还会影响 PFD 的发生发展。如在使用产钳或胎吸进行助产时，盆腔筋膜、韧带和肌肉因受到过分牵拉而受损，也将导致盆底功能障碍性疾病的发生。

四、盆底功能康复的意义

产后盆底功能可以在一定程度上自然恢复，但并不能完全恢复。产后盆底功能康复能促进妊娠和分娩过程中受损的相关组织的功能恢复，降低盆底功能障碍性疾病的发病率。研究表明，孕期盆底训练可以降低初产妇产后 3 个月的盆底功能障碍发生率，产后康复治疗明显降低产后 6 ～ 12 个月盆底功能障碍性疾病的发生率。

五、产后盆底功能障碍康复

盆底功能障碍性疾病是妇女常见疾病，是普遍性公共卫生问题。PFD 的防治工作需要覆盖到妇女的终生，其中产后是防治盆底功能障碍性疾病的重要阶段和理想时机，盆底康复治疗是最主要的防治措施。

（一）产后盆底康复时间段划分

根据产后妇女不同时期生理特点加以选择，目前将产后时间段划分为产褥期（产后至产后 42 天内）、产褥后恢复期（产后 42 天后至产后 1 年内）。

（二）盆底功能障碍评估

康复评估可客观地评定盆底功能障碍的性质、部位、影响范围、严重程度、发展趋势、预后和转归，为制定康复治疗计划打下牢固的基础。在产后康复工作中，康复评估至少应在康复干预前、干预中及干预后各进行 1 次，根据评估结果，制定或修改治疗计划，并对康复治疗效果进行客观评价及随访观测。

1. 病史采集 包括个人基本情况、症状、既往病史、生活习惯等。

2. 查体 专科查体包括腹部、盆腔及肛门检查、棉签试验、压力诱发试验、神经反射（球海绵体反射）检查等。

3. 实验室及生理检查　包括血常规、尿常规、阴道分泌物检查、超声检查、肌电图、尿动力学检查等。

4. 记录　盆底有关症状问卷、排尿日记、尿垫试验（pad test）等。

5. 其他　如盆底电生理检查、盆底生物力学检查、盆底组织影像学检查、盆底肌肉形态学变化（盆底三维超声、MRI）。

（三）产后盆底康复措施及方案

1. 产后盆底康复措施　防治盆底功能障碍性疾病包括健康宣教、手法治疗、盆底肌锻炼、生物反馈、电刺激、综合盆底电生理治疗技术。

2. 产后盆底康复方案　根据产妇的具体情况，产后盆底康复方案分为普遍性指导方案、重点预防方案、推荐性预防方案和重点治疗方案。

（1）普遍性指导方案　是产妇人人享有的基本措施，包括健康宣教、手法治疗、指导产妇进行凯格尔训练等盆底肌锻炼。

（2）重点预防方案　是在普遍性指导方案的基础上，根据产妇情况使用盆底肌肉康复器辅助盆底肌锻炼，进一步促进盆底功能障碍恢复。

（3）推荐性预防方案　在前期方案下，对产妇进行系统的盆底电生理检查及预防性干预措施，指导产妇在盆底肌肉康复器辅助下进行居家盆底肌锻炼。

（4）针对性治疗方案　是根据产妇的具体病情，在系统的盆底电生理检查及预防性干预措施基础上，针对特定病情进行强化性盆底电生理治疗。

第二节　尿失禁

一、尿失禁概述

（一）定义

按照国际尿控协会（International Continence Society，ICS）的定义，尿失禁（urinary incontinence，UI）是指确定构成社会和卫生问题，且客观上能被证实的不自主的尿液流出。目前尿失禁种类的定义，尚未完全统一，业界普遍接受的主要分类包含6个，即压力性、急迫性、混合性、充溢性、功能性和结构异常。由于功能性尿失禁主要是由认知或机体功能障碍引起，结构异常主要指尿瘘和畸形，故通常意义上的尿失禁，主要指压力性、急迫性、混合性和充溢性4个类型（表5–1）。其分类可从解剖和功能两个方面进行划分，从生理功能上主要分为储尿和排尿异常，从解剖学上主要分为尿道和膀胱功能异常。

表 5–1　不同类型尿失禁的常见症状和原因

基本类型	症状	常见原因
压力性尿失禁	咳嗽、喷嚏、笑、体位改变和重力活动等腹压增加下引起尿失禁	盆底肌松弛，膀胱颈和尿道近端过度下移，尿道内括约肌功能障碍
急迫性尿失禁	尿频、尿急、尿痛、夜尿、排尿间隔＜ 2 小时；不能拖延和控制排尿	逼尿肌过度兴奋或反射亢进，常合并泌尿系统或中枢神经系统疾病，如膀胱炎、尿道炎、肿瘤、结石、憩室、出口梗阻、脑卒中、痴呆、帕金森病、脊髓损伤等，有些患者病因不明
混合性尿失禁	同时存在压力性尿失禁和急迫性尿失禁症状	膀胱颈尿道高活动性、逼尿肌不稳定和反射亢进共同存在或合并尿道内括约肌功能障碍
充溢性尿失禁	尿流细弱、中断、淋沥不净、残余尿、排尿困难	糖尿病、脊髓损伤、出口梗阻等导致的膀胱收缩乏力

（二）流行病学特征

国际尿失禁研讨会（International Consultation on Incontinence，ICI）对世界范围内已有的流行病学资料进行分析，发现大部分尿失禁（UI）都集中在老年妇女，尿失禁妇女的中位年龄为 50 ～ 60 岁，妇女的患病率范围在 10% ～ 40%。我国各地报道女性尿失禁的患病率为 18.1%～57.5%，绝经后的女性高达 50%。UI 患病率随年龄增长而增加，从 20 ～ 29 岁的 7.6% 到 90 岁的 64.8%。

二、压力性尿失禁

（一）定义

压力性尿失禁（stress urinary incontinence，SUI）指腹压突然增加导致的尿液不自主流出，但不是由逼尿肌收缩或膀胱壁对尿液的张力压所引起的。其特点是正常状态下无遗尿，而腹压突然增高时，尿液自动流出。也称真性压力性尿失禁、张力性尿失禁、应力性尿失禁。

（二）发病机制

1. 正常女性尿控机制　正常女性尿控机制是由膀胱、尿道、盆底肌肉群、结缔组织和神经系统之间复杂的相互作用完成的，是结构与功能协调关系的体现。正常排尿反射包括 12 个神经反射，其中任何环节异常都会影响整个系统的功能状态。正常尿控机制主要由以下几方面维持：①尿道黏膜的闭合作用。正常情况下丰富的尿道黏膜及黏膜下血管使尿道呈皱褶状，保持尿道体积，能封闭尿道。②膀胱颈肌肉和尿道括约肌收缩产生的张力作用。女性尿道有两层肌肉覆盖，即内层的平滑肌（尿道内括约肌）和外层的横纹肌（尿道外括约肌）。该系统主要由交感神经和副交感神经支配，大脑皮层和脑干等排尿反射高位中枢对储尿和排尿起调节作用。储尿期通过脊髓反射活动保持阴部神经对尿道外括约肌的刺激，以及交感神经对尿道内括约肌和膀胱颈的刺激产生收缩张力。同时交感神经兴奋抑制了副交感神经对逼尿肌的收缩作用，始终保持逼尿肌的松弛，膀胱出口和尿道的关闭。当尿液储存到一定程度时，排尿反射开始，副交感神经刺激逼尿肌收缩以增加膀胱内压，同时抑制对尿道外括约肌的阴部神经刺激及尿道内括约肌的交感刺激，尿道内压下降，盆底组织松弛使尿道松弛，尿液从压力高的膀胱向外排出。③控尿的解剖机制，主要指膀胱颈后尿道周围的支持结构，包括尿道耻骨韧带和尿道骨盆韧带，均为盆内筋膜的一部分，对尿道起支持和固定作用，对控尿和排尿均有重要意义。

2. 压力性尿失禁的病理机制　压力性尿失禁是储尿期功能障碍，因尿道控尿机制异常，腹压增加时，膀胱内压大于尿道内压而使尿液不自主流出。临床上分为两种类型：①解剖型，也称尿道高活动性压力性尿失禁，由盆底肌肉松弛、膀胱尿道下移所致。尿动力学表现为漏尿点压力＞60cmH_2O。②尿道内括约肌功能障碍型，由尿道括约肌张力减弱所致。尿动力学表现为漏尿点压力＜60cmH_2O，最大尿道闭合压＜20cmH_2O。虽然临床上90%的压力性尿失禁是解剖型，但解剖型尿失禁和尿道内括约肌功能障碍型尿失禁在疾病的发生发展上是相互影响的。如盆底解剖结构的支持和保护作用减弱后，尿道的过度活动将导致括约肌收缩效能降低。研究发现，解剖型患者中均存在不同程度的内括约肌功能障碍。

（三）临床表现

压力性尿失禁可见多种下尿路症状和阴道症状，其中腹压增加下不自主溢尿是最典型的症状。尿急、尿频，急迫性尿失禁和排尿后膀胱区胀满感也是常见的症状，80%的压力性尿失禁患者伴有阴道膨出。

（四）分度

压力性尿失禁分度有主观分度和客观分度两种。客观分度主要基于尿垫试验，临床常用简单的主观分度，分为三度。

1. Ⅰ度尿失禁　只发生在剧烈压力下，如咳嗽、打喷嚏或慢跑。

2. Ⅱ度尿失禁　发生在中度压力下，如快速运动或上下楼梯。

3. Ⅲ度尿失禁　发生在轻度压力下，如站立时有尿失禁症状，但患者在仰卧位时可控制尿液。

（五）临床检查及评估

1. 病史　通过病史询问，了解尿失禁发生的频率、规律和伴随症状。女性压力性尿失禁症状患者还应了解有无盆腔器官膨出情况。部分患者可能因盆底松弛出现性生活困难和排便困难。还应进行既往史的询问，如对女性患者尿失禁有直接影响的孕产史、糖尿病、慢性肺疾病等进行询问。

由于患者很难准确表述有关尿失禁对其影响的严重程度，因此国际尿失禁咨询委员会提供有关尿失禁症状评分表，用于量化和准确评估尿失禁患者的症状。排尿日记（表

5–2）是目前临床中最为常用的评估方法之一，通过记录患者的每次排尿时间、排尿量、饮水时间、饮水量、尿失禁时间、尿失禁量，以及相应的伴随症状，医生可基本了解尿失禁对患者影响的严重程度。

表 5–2　排尿日记

姓名			日期			
事项	排尿时间	液体摄入量（mL）	排尿量（mL）	尿急感	漏尿	有可能诱发漏尿的原因
晨起第一次						
日间						
就寝后第一次						
夜间						
24 小时总计						
更换尿垫数量：						

2. 全身检查　应对包括与尿失禁相关及可能影响下尿路功能的全身疾病进行检查。腹部检查应注意皮肤、切口、疝气及肿块。背部和腰骶部检查了解有无骨骼畸形，成簇毛发或腰背部皮肤凹陷提示隐性脊柱裂。对于有明显神经系统疾病史者，应做详尽的神经系统检查。

3. 专科检查

（1）*妇科检查*　包括评估会阴部皮肤状况、盆底缺陷（子宫脱垂、阴道壁膨出、膀胱膨出、肠疝、直肠膨出）、萎缩性阴道炎、盆底肌张力和功能。

（2）*膀胱功能试验*

1）残余尿测定　可通过导尿法或膀胱超声检测，膀胱残余尿量小于 50mL 为正常。导尿法最准确，但有创伤性，给患者带来痛苦，且有引起尿路感染的危险；膀胱超声检测无上述缺点，结果的准确性符合临床的需要。残余尿的测定有一定误差，可重复几次证实。如持续超过 100mL 为异常。

2）压力激惹试验　要求患者在膀胱充盈时用力屏气（Valsalva 试验）或用力咳嗽至少 3 次，观察是否发生尿溢出。试验可取站立位和仰卧截石位进行，站立位试验时应在脚下置一尿垫。

3）膀胱颈抬高试验　本试验在尿失禁诱发试验阳性的基础上进行。患者取膀胱截石位，常规外阴消毒。检查者用中指和食指插入阴道，指腹面向阴道前壁，指尖位于膀胱尿道交界处两侧，向前上方将膀胱颈抬高，同时确保不压迫尿道（图 5–1）。嘱患者用力或咳嗽，观察尿道有无尿液溢出，正常情况下有尿液溢出，咳嗽时无尿液喷出或溢出为阳性结果。检查时手指施加的压力应适度，否则有可能造成医源性尿道压迫关闭，导致假阳性结果。

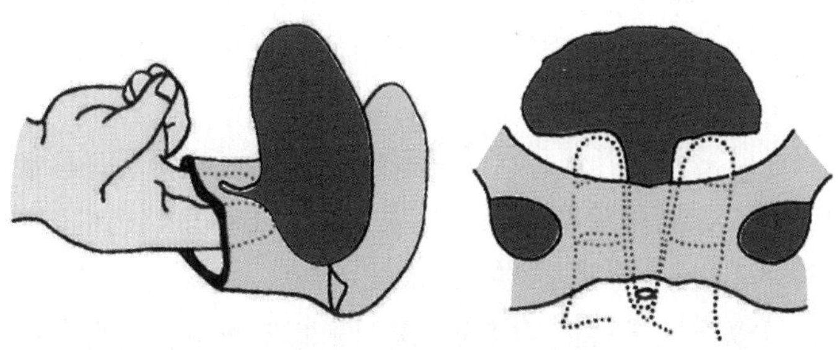

图 5-1　指压试验示意图

4）Q-Tip（棉签试验）　用于检查尿道和膀胱颈解剖位置的方法。患者取膀胱截石位，用沾有润滑剂的特制无菌长棉签插入尿道内口 1 ～ 2cm，嘱患者向下屏气或咳嗽（图 5-2）。正常情况下棉签摆动＜ 30°，如摆动＞ 35°，提示尿道近端和膀胱颈存在过度移动，Q-Tip 试验阳性支持压力性尿失禁诊断。

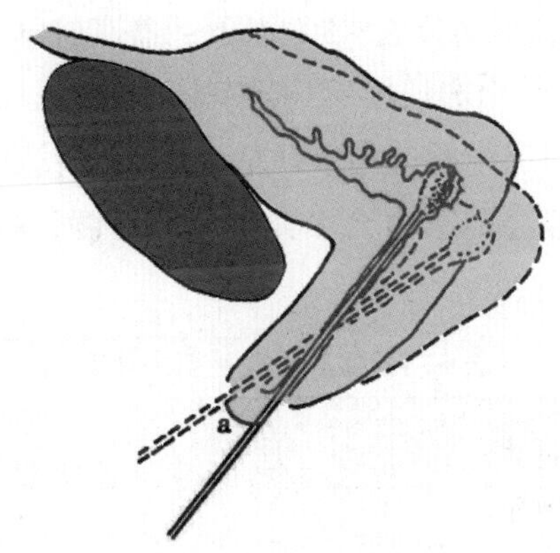

图 5-2　棉签试验示意图

5）膀胱内压测量　使用一根 14 号导尿管，附加一个 50mL 没有活塞的注射器，注射器举至联骨联合上方约 15cm，以 50mL 室温无菌水慢慢充盈患者的膀胱。正常时膀胱充盈压不超过 15cmH_2O。了解患者在初次感到需要排尿时（初感觉）和不能再控制时（最大容量）的充盈量。如充盈时观察到注射器内液体持续向上移动，伴有导尿管周围漏尿或拔除时漏尿，提示存在不随意膀胱收缩。在少于 300mL 的低膀胱容量时，出现不随意收缩或严重紧迫感，提示逼尿肌不稳定。

（3）神经系统检查　神经系统应重点检查骶部神经中枢对膀胱尿道的支配功能，包括运动强度、深肌腱反射及末梢神经的感觉。缩肛反射用于检测第 2、3、4 骶神经功能，方法是用一根棉签轻抚阴蒂和肛周，观察肛门闭合或肛肌上提。临床上，约 25% 的老年妇女不出现此反射，因此，缺乏缩肛反射不一定是病理性的。

神经系统检查还应包括心理状态的评估和能影响膀胱功能的神经源性疾病评估，如痴呆、脑卒中、帕金森病、脊柱关节强直和糖尿病性末梢神经炎等。

4. 影像学检查和膀胱镜检查 核磁共振成像技术（MRI）可以真实反映盆底解剖和盆底功能，观察膀胱及尿道位置的变化，并清晰显示肛提肌的病理改变和尿道中段韧带的形态改变。

B 超检查可以经阴道和直肠进行，了解膀胱位置改变和膀胱颈移动度。如以下三项指标中有两项以上符合，则可诊断为压力性尿失禁：①休息状态的膀胱角≥ 95°；②膀胱角与耻骨弓距离≥ 2.3cm；③膀胱颈的活动度≥ 20°。

通过膀胱镜，可以直接观察膀胱内的情况，了解膀胱黏膜是否存在充血、水肿、溃疡等异常现象，还可以评估尿道括约肌的闭合和密闭功能，确定是否存在尿道括约肌损伤或功能障碍。

对于典型压力性尿失禁的妇女，临床上较少使用上述检查，但对于详细的鉴别诊断或需确定尿失禁类型时，上述检查具有重要意义。

5. 盆底电生理检查 盆底电生理检查在压力性尿失禁的诊断、预防和治疗中具有重要的应用价值。压力性尿失禁在该项检查中通常表现为：Ⅰ类肌（慢肌）和Ⅱ类肌（快肌）的肌力在 2 级以下；疲劳度在 –5% 以下；盆底肌电位值在 20μV 以下；盆底肌肉和腹部肌肉收缩不协调；单个和连续 A3 反射异常；腹压增加的生物场景反射异常。

6. 盆底肌力评估 经阴道指检，徒手评估患者的盆底肌肌力（表 5–3）。或通过盆底电生理功能检查，了解静息肌张力，Ⅰ类肌的疲劳度、肌力、稳定性，Ⅱ类肌的肌力、反应时间、放松时间。

表 5–3 盆底肌徒手肌力评定

分级	表现	保持时间 /s（Ⅰ类肌）	收缩次数 /s（Ⅱ类肌）
0 级	手指感受不到肌肉收缩动作	0	0
1 级	能感觉肌肉有轻微收缩	1	1
2 级	能明显感觉到肌肉收缩	2	2
3 级	肌肉收缩能使手指向上向前运动	3	3
4 级	肌肉收缩有力，能抵抗手指的压力	4	4
5 级	肌肉收缩有力，能持续抵抗手指的压力	5	＞5

7. 动力学检查

（1）盆腹动力学检查 对于尿失禁的诱因的分析和治疗有重要的意义。

（2）尿动力学检查 尿动力学检查（urodynamics）是尿失禁评估中一项重要的辅助检查手段。不同类型的尿失禁，尿动力学的检查项目有所不同。

1）急迫性尿失禁 尿动力学检查项目应包括尿流率和完全性膀胱测压。目的是证实有无尿失禁及其尿失禁发生的机制。急迫性尿失禁患者往往排尿量达不到 150mL，国际尿控学会建议可以采用两次中最大的一次尿量，作为该患者的尿流率检查的参考结果。完全性膀胱测压应主要了解有无不稳定膀胱或逼尿肌反射亢进，有无顺应性损害，了解膀胱测压容积。

2）压力性尿失禁　压力性尿失禁尿动力学检查的目的包括两个方面，一方面是判断逼尿肌的排尿功能，另一方面是通过腹部漏尿点压力或尿道压力描记测定了解尿道固有括约肌张力。正常女性的尿流率正常或最大尿流率大于 40mL/s 以上，并且无残余尿量，提示膀胱逼尿肌功能正常。如患者最大逼尿肌压力小于 20cmH_2O 或等容收缩压（CPIP）小于 60cmH_2O，提示逼尿肌收缩功能严重受损。膀胱测压还能了解患者是否伴有急迫性尿失禁。腹部漏尿点压力测定小于 60cmH_2O 或尿道压力描记的最大尿道闭合压小于 20cmH_2O，提示尿道固有括约肌缺失（Ⅲ型压力性尿失禁或简称 ISD），这类患者临床上常表现为严重的压力性尿失禁，适合行尿道中段悬吊术。

3）充溢性尿失禁　常表现为最大尿流率明显减低，大量残余尿量。尿动力学检查可发现逼尿肌收缩低下或压力流率分析显示严重的下尿路梗阻。

（3）膀胱压力图　膀胱压力图（cystometrogram）测量膀胱压力随膀胱体积的变化情况，可用于区分尿失禁的类型。在膀胱充盈期间，患者出现尿失禁症状的同时，伴有膀胱内压的明显变化，提示存在逼尿肌不稳定，临床上表现为急迫性尿失禁。压力引起的逼尿肌不稳定表现为在激发动作时（咳嗽或 Valsalva 试验）出现不可抑制的膀胱收缩，同时盆底肌肉松弛并漏尿，为压力性尿失禁。

（六）治疗

1. 保守治疗　非手术治疗是压力性尿失禁的一线治疗方法，主要用于轻、中度患者，同时也可以作为手术治疗前后的辅助治疗。有研究表明，30% ～ 60% 的患者经非手术治疗能改善症状，并治愈轻度的压力性尿失禁。目前非手术治疗包括：生活方式干预性治疗、盆底肌训练、子宫托及药物治疗等。

（1）盆底肌锻炼　盆底肌锻炼是尿失禁的主要治疗方法，适用于各种类型的压力性尿失禁。主动盆底肌锻炼应贯穿在尿失禁的整个康复治疗过程中，但不主张进行大运动量练习，易造成盆底肌过度劳累而加重尿失禁症状，每天多次练习，每次以不劳累为准，同时在治疗过程中，应动态评估尿失禁症状，及时调整治疗方案。

进行盆底肌训练前，应先指导患者准确感知盆底肌。可让患者咳嗽或大笑，当感到肛门上提、盆底有肌肉收缩，收缩的肌肉即盆底肌。也可将清洁后的手指放入阴道，用力夹紧，阴道周围有紧缩感，即盆底肌在收缩。也可借助盆底电刺激仪，感受被刺激收缩的盆底肌。具体训练可参照凯格尔运动方法实施。

（2）生活方式干预　生活方式干预主要指减轻体重。肥胖是女性压力性尿失禁的明确相关因素，减轻体重有助于预防压力性尿失禁的发生。患有压力性尿失禁的肥胖女性，减轻体重 5% ～ 10%，尿失禁次数将减少 50% 以上。同时，戒烟、限酒、减少咖啡因摄入和控制饮水量等生活方式的改变，也有助于治疗压力性尿失禁。

（3）盆底康复器训练　盆底康复器（阴道哑铃）由带有金属内芯的塑料球囊组成，

球囊的尾部有一根细线，方便从阴道取出。其常分 5 个重量级，编号为 1 ～ 5，重量逐步增加。阴道哑铃训练通过强化盆底肌肉的反射性和自发性收缩，使尿道向上和向前抵靠耻骨联合，从而提高尿道闭合压力。阴道哑铃训练还可增强骨盆底肌肉和结缔组织的含量和硬度，提高骨盆中尿道支撑结构效果，限制尿道和膀胱颈的下降，有助于在腹腔内压力升高时更有效地自动收缩，从而防止尿液渗漏。

训练时，应采取仰卧位，根据肌力评定结果，选择质量适合的阴道哑铃，涂抹专用润滑液后，将阴道哑铃置于阴道内一指（约 2cm）的深度。患者收缩盆底肌肉使康复器在阴道内保持 1 分钟，逐渐延长保持的时间，当患者可以保持 10 分钟以上，在咳嗽、大笑、跑步等情况下仍不脱出后，逐渐增加重量或换成直径较小的阴道哑铃。推荐的方案为每次 15 分钟，每天 1 次，持续 3 个月。阴道哑铃训练时应注意消毒，选择合适的重量，避免出现腹痛、阴道炎和阴道出血等不良反应。

（4）电刺激结合生物反馈治疗　盆底电刺激是应用肛门或阴道探头电极、可植入的袖状或线性电极和皮肤表面电极，对阴部神经和盆腔神经的反射性刺激或神经肌肉的直接刺激。生物反馈指采用模拟的声音或视觉信号来反馈信息，指导患者进行正确的盆底肌训练的各种方法。临床常采用电刺激结合生物反馈，进行个体化治疗。压力性尿失禁的推荐方案如下：

第一步：给予频率为 50Hz，脉宽为 250μs 的电刺激。其作用为唤醒患者的本体感觉。若患者处于围绝经期，需先做阴道内环境的调整。

第二步：给予频率为 8 ～ 32Hz，脉宽为 320 ～ 740μs 的电刺激和生物反馈。训练患者学会Ⅰ类肌纤维收缩，以及区分会阴与腹部的收缩。有腹肌分离者，需要先做腹肌收缩治疗，有体态前凸或后凸者，需要先行电刺激治疗纠正。

第三步：给予频率为 20 ～ 80Hz，脉宽为 20 ～ 320μs 的电刺激和生物反馈。让患者学习Ⅱ类肌纤维收缩，锻炼Ⅱ类肌纤维肌力。适用于肌力低于 2 级或不会收缩盆底肌肉或阴道压力低下者。

第四步：给予Ⅰ类与Ⅱ类肌纤维生物反馈训练模块。其作用为加强患者的Ⅰ类与Ⅱ类肌纤维肌力。适用于两类肌纤维肌力低于 2 级或不会收缩盆底肌肉，以及两类肌纤维协调不佳者或伴有盆底脏器脱垂、阴道松弛、阴道张力下降者。

第五步：给予各种场景的生物反馈训练模块。其作用为训练患者在各种生活场景中，盆底肌能够时刻处于收缩状态从而不会出现漏尿。场景反射治疗前要检测阴道盆底肌肉两侧的肌力和肌肉疲劳度是否相同，否则易引起健侧肌肉损伤。

第六步：给予尿急情况下的生物反馈训练模块。训练患者在尿急但环境不允许情况下的憋尿反射。

第七步：给予 A3 反射的生物反馈训练模块。训练患者在咳嗽或腹压增加时，能够收缩盆底肌肉而不会漏尿。

第八步：给予会阴腹部协调收缩的生物反馈训练模块。训练患者直立位时，会阴 –

腹部协调收缩，避免为了憋尿而憋住呼吸。

（5）磁疗　是通过特定的磁场刺激，如会阴刺激法和骶神经刺激法，作用于盆底肌肉和神经纤维，以达到加强尿道括约肌的强度和耐力，以及降低过度活跃的逼尿肌兴奋性的目的。这种方法不仅显著减少了尿垫的重量和排尿次数，还增加了膀胱容量，帮助患者恢复正常的排尿功能。治疗过程不需要脱衣，患者只需坐在治疗椅上，通过高密度的磁场深入穿透会阴部肌肉及神经，强化或调控相关肌肉群，每次治疗约 20 分钟，每周进行两次，持续 12 周。

（6）膀胱训练　为指导患者记录每日的饮水和排尿情况，填写膀胱功能训练表，有意识地延长排尿间隔，最后达到 2.5 ～ 3 小时排尿 1 次，使患者学会通过抑制尿急而延迟排尿。膀胱训练要求患者无精神障碍。对有压力性尿失禁和逼尿肌不稳定的混合性尿失禁有一定疗效。

（7）佩戴止尿器　止尿器是由硅橡胶材料制成，形状像帽子，直径 3.0cm，高 2.5cm，中间乳头直径 0.5cm 以下。将乳头对准尿道外口，靠乳头产生的微弱负压，并用药膏将外缘密封。其作用是乳头产生的负压将尿道外口黏膜和远端尿道吸入并使之对合，同时对尿道远端组织起稳定及支托作用。止尿器对年轻患者的会阴肌肉张力有恢复作用的效果，但易引发尿路感染。

（8）子宫托　可用于压力性尿失禁和子宫脱垂的治疗。子宫托（图 5–3）也可用于压力性尿失禁患者的手术前选择。放置子宫托后的尿动力学改变与压力性尿失禁手术后的改变相似。因此，在对手术的成功性有质疑时，可以手术前进行子宫托试验。有学者指出，年轻的、有多次生育史的妇女，在运动或体力劳动时，常发生压力性尿失禁，此时可以使用子宫托。

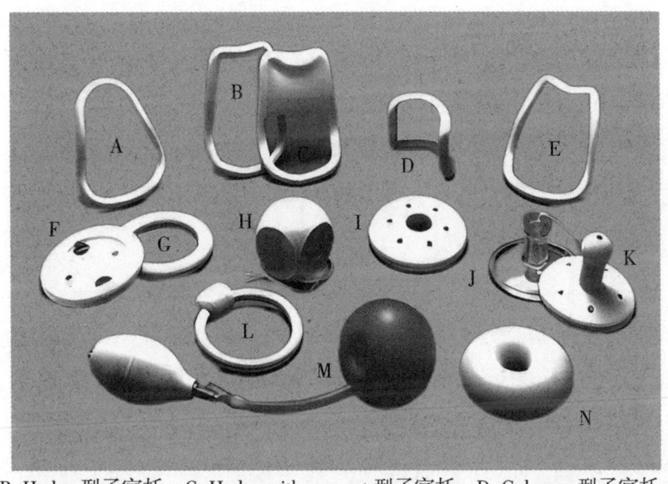

A. Smith 型子宫托；B. Hodge 型子宫托；C. Hodge with support 型子宫托；D. Gehrung 型子宫托；E. Risser 型子宫托；F. Ring with diaphragm 型子宫托；G. Ring 型子宫托；H. Cube 型子宫托；I. Shaatz 型子宫托；J. Rigid Gellhorn 型子宫托；K. Flexible Gellhorn 型子宫托；L. Incontinence ring 型子宫托；M. Inflatoball 型子宫托；N. Donut 型子宫托

图 5–3　不同类型的子宫托

（9）针刺疗法　临床常用的穴位有中髎、次髎、中脘、气海、关元、中极、曲骨、肾俞、膀胱俞、足三里、三阴交等穴。

（10）药物治疗　琥珀酸索利那新片、酒石酸托特罗定片等抗胆碱能药物，通常能够改善尿道括约肌的闭合能力，从而治疗压力性尿失禁；麻黄碱、丙米嗪等 α－肾上腺素能受体激动剂，可以通过增加尿道阻力来改善压力性尿失禁症状；度洛西汀则能提高大脑和脊髓 5- 羟色胺和去甲肾上腺素浓度，刺激尿道括约肌的神经活性，提高括约肌收缩能力。

对于绝经后妇女，雌激素治疗也是一种选择。阴道局部使用雌激素，可改善压力性尿失禁症状，但其长期应用可能增加子宫内膜癌、卵巢癌、乳腺癌和心血管病的风险。因此，在使用雌激素治疗时，应定期进行相关癌症的筛查和监测。

参苓白术丸、补中益气丸、知柏地黄丸等中成药也被用于治疗压力性尿失禁。这些药物在中医理论指导下，通过调和体内气血、补益脏腑功能等方式，达到治疗目的。

2. 手术治疗　保守治疗无效的患者可以选择手术治疗。SUI 手术治疗的目标为骨盆结构的解剖学和功能学恢复。目前主要采用在尿道下方悬吊医用合成材料或自身筋膜制成的吊带以治疗压力性尿失禁。根据材料和手术路径的区别，目前的手术方法包括经阴道无张力尿道悬吊术（tension-free vaginal tape，TVT）、经闭孔无张力尿道中段悬吊术（trans-obturator tape，TOT）、经阴道悬吊术（intra vaginal sling，IVS）、悬吊术（Supra Public and Arc，SPARC）、阔筋膜尿道悬吊术等。

三、急迫性尿失禁

（一）定义

根据国际尿控协会的定义，有强烈的尿意后，尿液不能由意志控制而经尿道流出，称为急迫性尿失禁（urge urinary incontinence）。急迫性尿失禁男女均可发生，女性高于男性。不同年龄段女性急迫性尿失禁的发病率如下：20 ～ 30 岁为 15%；40 ～ 50 岁为 16%；60 ～ 70 岁为 20%。

（二）分类及病因

急迫性尿失禁分为运动急迫性尿失禁（motor urge urinary incontinence）和感觉急迫性尿失禁（sensory urge urinary incontinence）。运动急迫性尿失禁多见于儿童及老人，感觉急迫性尿失禁多见于中年女性。

1. 运动急迫性尿失禁　运动急迫性尿失禁主要是由于脊髓上中枢的抑制功能减退，导致膀胱产生异常收缩，进而引发的尿失禁。其发病机制尚不明确，但部分患者可能与尿道梗阻、神经系统疾病等相关联。患者在运动过程中或特定情景下，可能会经历强烈的尿意并难以控制，从而导致尿液不自主地从尿道流出。

2. 感觉急迫性尿失禁　感觉急迫性尿失禁是由膀胱内病变引起的尿失禁类型，其主要症状包括强烈的尿意、尿频、尿急、尿痛及尿道灼热感等。此类尿失禁常见于结核性膀胱炎、间质性膀胱炎、膀胱肿瘤、结石等病变，这些病变会刺激膀胱壁，导致患者产生强烈的尿意而无法控制，进而发生尿液不自主地从尿道流出。

（三）评估

1. 问诊　询问患者的病史，包括患病时间、症状、病情变化、治疗情况等。急迫性尿失禁的典型症状是先有强烈尿意后有尿失禁，或在出现强烈尿意时发生尿失禁。感觉急迫性尿失禁同时伴有尿憋胀感、下腹部或会阴部不适，尿液流出或排出后症状消失。每次尿量较多，失禁后膀胱即空虚。运动急迫性尿失禁常在咳嗽、喷嚏、腹压增加时诱发，易误诊为真性压力性尿失禁。

除了上述症状外，急迫性尿失禁还可有遗尿。因膀胱炎、结石、肿瘤等引起者，还可有血尿、脓尿等原发病的表现。膀胱以下尿路梗阻引起者有排尿困难、尿线无力等。

2. 体格检查　全面的体格检查十分重要，特别是泌尿系统、生殖系统和针对排尿功能的神经系统三方面。如压力性尿失禁患者应观察是否伴有阴道膨出等，神经系统检查应观察是否有鞍区感觉消失、球海绵体肌反射亢进及肛门反射亢进等。

3. 记录排尿日记　嘱患者在治疗前后详细记录排尿情况，包括每次排尿的具体时间、排尿量、有无尿失禁及失禁量，以判定尿失禁程度及对治疗的反应。

4. 尿动力学检查　尿动力学检查是诊断急迫性尿失禁最可靠的检查方法。通过尿动力学检查区分压力性尿失禁、急迫性尿失禁和混合性尿失禁，并可以判断急迫性尿失禁的类型。尿动力学检查是通过在尿道放置测压导管，以测量和分析膀胱、尿道等尿路系统的动力、压力、流量及括约肌功能状态。这一检查的关键指标包括尿流率、膀胱测压结果、尿道压力描记等。

5. 辅助检查

（1）尿常规检查　主要检查内容包括血尿素氮、尿酸、肌酐，必要时还包括血糖、血钙和维生素 B_2 水平。以上指标可了解患者肾脏功能和全身代谢状况。

（2）影像学检查　通过 B 超技术，可以观察泌尿系统的结构和功能，以排除是否有结构异常或结石等问题；X 线片对于一些疾病有筛选的作用，例如肾结石、膀胱结石等，有助于明确是否有尿路梗阻等问题；行膀胱尿道造影检查可显示尿残余量，有助于观察梗阻部位是在尿道外括约肌部还是膀胱颈部。

（3）内镜及尿液细胞学检查　当患者出现血尿和盆腔疼痛时，可进行尿液细胞学和膀胱镜检查，以排除膀胱肿瘤等恶性疾病。这对感觉急迫性尿失禁的病因学诊断十分重要。

（4）盆底电生理检查　急迫性尿失禁在该项检查中通常表现为：Ⅰ类肌（慢肌）和

Ⅱ类肌（快肌）的肌力在 3 级以上；疲劳度为 0%；盆底肌电位值在 25μV 以上；盆底肌肉和腹部肌肉收缩不协调；A3 反射异常；腹压增加的生物场景反射异常。

（四）治疗

1. 病因治疗 对于感觉急迫性尿失禁，原发性疾病如结石、肿瘤、细菌性膀胱炎等治愈后，该病亦随之治愈。对于运动急迫性尿失禁，膀胱以下尿路梗阻引起者，首先应解除梗阻；神经系统疾病引起者，则根据其不同病因和病变部位，采取不同的治疗方法。在病因治疗的同时，还可对症治疗。

2. 药物治疗 目的是抑制逼尿肌收缩，降低膀胱内压，增加膀胱容量，降低膀胱的敏感性。常用药物有如下几类：①抗胆碱类药物为首选，如普鲁苯辛、溴苯辛等；②逼尿肌松弛药，如托特罗定、奥宁、泌尿灵、双环维林等；③钙通道阻滞剂，双苯丁胺、维拉帕米、硝苯地平等；④前列腺素合成抑制剂，如吲哚美辛、氟苯布洛芬等。临床药物治疗时，应关注药物带来的不良反应和相关禁忌证。

3. 膀胱排尿训练 通过膀胱训练，抑制膀胱收缩、增加膀胱容量。方法是为患者设计排尿间隔时间，尽量按规定的时间排尿，逐渐延长排尿间隔时间，直到间隔 3 ～ 4 小时。对膀胱容量大的不稳定患者 2 ～ 3 小时排尿 1 次，可防止不自主逼尿肌收缩和尿失禁。

4. 电刺激结合生物反馈治疗 急迫性尿失禁的推荐方案如下：

第一步：给予频率为 10/5/10Hz，脉宽为 200/500/200μs 的电刺激。其作用为切断逼尿肌过度兴奋环，抑制逼尿肌的过度活跃。心理压力大的患者需要先做脊柱旁电刺激放松治疗。

第二步：给予频率为 20Hz，脉宽为 250μs 和频率为 5Hz，脉宽为 200μs 的电刺激，做 2 ～ 3 次。其作用为抑制副交感神经传导异常兴奋信号到逼尿肌，抑制逼尿肌收缩。

以下程序是通过盆底肌有效且有力地收缩，反射性抑制膀胱收缩。

第三步：给予频率为 8 ～ 32Hz，脉宽为 320 ～ 740μs 的电刺激和生物反馈。训练患者学会Ⅰ类肌纤维收缩，以及区分会阴与腹部的收缩。

第四步：给予尿急情况下的生物反馈训练模块。训练患者在尿急而环境不允许下的憋尿反射。

第五步：给予 A3 反射的生物反馈训练模块。训练患者收缩盆底肌肉从而抑制膀胱逼尿肌收缩。对于症状严重者，需要训练连续的 A3 反射。

5. 手术治疗 对以上治疗无效，病情特别严重，有上尿路扩张导致肾脏损害的患者，可考虑手术治疗，如膀胱扩大术、选择性骶 2 ～ 4 神经根切除术、膀胱横断术、尿路改道术等。

四、尿失禁的注意事项

1. 尿失禁的治疗效果受多种因素的影响。临床治疗时，应系统评估患者情况，了解患者的一般情况、生活习惯、运动能力、心理状态、生活条件、卫生保健条件等，再进行治疗。

2. 尿失禁治疗需要在专业人士的指导下进行，制定的治疗方案应该具有针对性，而不是患者进行盲目地自我锻炼，目前治疗方法有很多，综合治疗效果优于单一治疗。

3. 预防重于治疗。尿失禁发生后，需及时就医，越早治疗越好。

4. 对于尿失禁，需做好随访工作，以了解疗效，及时调整锻炼计划，对患者的治疗也是一种鼓励和支持。

5. 家庭宣教可以提高患者对尿失禁的认识，通过宣传医学知识，充分调动患者的主观能动性，加强自身管理和控制，确保患者在院外治疗的连续性及效果。宣教内容包括：鼓励肥胖的压力性尿失禁患者减肥并持续减轻体重；减少咖啡因的摄入，以改善尿急、尿频症状；患者如果吸烟，应该戒烟以保证身体健康；规律排便，可减缓尿失禁；建议每天多饮水，稀释尿液，以防止感染；药物治疗的利弊等。

第三节　产后尿潴留

一、产后尿潴留概述

（一）定义

分娩过程中，由于子宫压迫膀胱及盆腔神经丛，使膀胱肌麻痹而出现排尿困难，顺产后一般 4 ～ 6 小时可自行恢复排尿功能，但如果在分娩 6 小时后甚至在月子中，仍然不能正常地将尿液排出，并且膀胱有胀满的感觉，称为产后尿潴留。产后尿潴留分为完全性和部分性两种。前者是指完全不能排尿，后者是只能排出部分尿液。

（二）病因

导致产后尿潴留的主要原因，包括以下几个方面：

1. 疼痛　有会阴切口或撕裂伤的产妇，因害怕疼痛，不敢排尿，导致膀胱过度充盈，从而失去应有的收缩力，导致排尿困难，出现尿潴留。

2. 导尿管　剖宫产术后常规留置导尿者，留置导尿后持续引流尿液，膀胱呈空虚状态，易引起膀胱张力消失，影响排尿。此外插管操作损伤尿道黏膜，拔管时会造成尿道口黏膜机械刺激，使尿道黏膜水肿，拔管后排尿困难。

3. 机械损伤　产程较长，膀胱和尿道受胎先露压迫，胎头压迫膀胱及尿道时间过久，使膀胱和尿道黏膜充血水肿，张力降低而发生尿潴留。外阴创伤疼痛，使支配膀胱的神经功能紊乱，反射性地引起膀胱括约肌痉挛而引起尿潴留。

4. 其他因素 除上述原因外，疲劳、精神紧张、药物，以及产后腹壁松弛、肌肉收缩力减弱、腹压下降等因素也可诱发排尿困难，导致产后尿潴留。

二、产后尿潴留的评估和康复

（一）评估

1. 分娩后 6 ～ 8 小时未自解小便。
2. 产后子宫底高达肚脐以上水平。
3. 宫底下方触摸到囊性包块。

产妇出现上述情况中的一种，表明产妇可能患有产后尿潴留。产后尿潴留不仅影响子宫收缩导致阴道出血量增多，还是造成产后泌尿系统感染的重要因素之一，因此应及时干预、及时治疗。

（二）产后尿潴留康复

1. 按摩 在排尿前将手掌置于下腹部膀胱处，向左右轻轻按摩 10 ～ 20 次，促进尿液排出，排尿后用手掌自膀胱底部向下推移按压，以减少膀胱余尿。

2. 尽早下床 鼓励产妇尽早下床活动，避免久躺久坐，顺产后 6 ～ 8 小时坐起来，剖宫产后 24 小时可以坐起。

3. 孕期多运动 鼓励孕妇在孕期多运动，加强腹肌锻炼，减少产后腹肌松弛无力导致的排尿困难。

4. 听流水声 如厕时打开一旁的水龙头，听听流水的声音，利用条件反射解除排尿抑制，促使排尿。

5. 热水治疗法 在盆内放上热水，让水汽充分熏到会阴部，促进膀胱肌肉的收缩促使排尿，操作过程中注意保持身体不接触水面，以免烫伤。

6. 开塞露纳肛法 利用排便促使排尿的神经反射原理，采用开塞露纳肛，促使逼尿肌收缩，内括约肌松弛而导致排尿，效果快速。

三、产后尿潴留的注意事项和家庭宣教

为预防产后急性尿潴留的发生，孕期应鼓励孕妇坚持锻炼，加强腹肌力量。产后应尽早下地活动，避免长期卧床及久坐。保持伤口周围的清洁卫生，避免尿道及伤口感染。已经出现产后尿潴留，经过上述方法仍不能及时排出尿液，或者仅能排出部分尿液，而下腹部膀胱区出现疼痛，触之即有尿意但又排不出来时，应立即就医，如果出现尿频、尿急、尿痛、发热，以及有异常恶露时，应及时就医。

第四节　盆腔脏器脱垂

一、盆腔脏器脱垂概述

（一）定义

盆腔脏器脱垂（pelvic organ prolapse，POP）是指阴道和子宫的一个或多个部位下降，阴道前壁、阴道后壁、子宫（子宫颈）或阴道顶端（子宫切除术后阴道穹隆）均可出现。附近的器官突向阴道空间，通常为膀胱膨出、直肠膨出或肠膨出（肠疝），多部位的脱垂常同时存在。女性盆腔被分为前、中、后 3 个区域，因此盆腔脏器脱垂也被分为以下 3 种：前盆腔缺陷，包括膀胱及阴道前壁膨出及尿失禁；中盆腔缺陷，包括子宫及阴道穹隆（切除子宫者）脱垂；后盆腔缺陷，包括阴道后壁及直肠膨出，可同时合并肠疝。

（二）流行病学特点

在美国，基于症状报告的 POP 发病率在 3% ～ 6%，POP 虽然可发生在年轻女性，但发病高峰年龄在 70 ～ 79 岁。在欧洲，POP 发病率在 2.9% ～ 11.4%。国内研究显示，城市女性 POP 发病率为 9.67%，其中 70 岁以上人群发病率高达 26.11%。随着人口老龄化，绝经后雌激素水平下降，盆底组织支持力下降，使得 POP 发病率明显增加，严重影响女性的健康和生活质量。

（三）病因

女性盆底由封闭骨盆下口的多层肌肉和筋膜组成，盆底组织对保持子宫、膀胱、直肠等盆腔器官位于正常位置起重要作用。盆底肌肉和筋膜组织薄弱会导致盆腔脏器脱垂，主要原因包括以下几个方面：

1. 妊娠与分娩　妊娠和分娩是 POP 的独立危险因素。妊娠及分娩过程中盆底周围组织及阴部神经的机械性损伤，在 POP 的发生过程中起重要作用。妊娠期，随着子宫增大，重力作用对盆底的慢性牵拉造成不同程度的软组织损伤；激素水平变化改变了盆底结缔组织的胶原代谢，导致盆底支持结构减弱。在分娩过程中，软产道及其周围的盆底组织极度扩张，肌纤维拉长或撕裂，盆腔筋膜、韧带和肌肉可能因过度牵拉而被削弱其支撑力量；难产、机械助产等易引起盆底及尿道周围组织的损伤、膀胱颈位置及活动度改变，导致盆腔脱垂的发生；胎儿过大、产程过长、产伤、产后过早参加体力劳动，特别是重体力劳动，将影响盆底组织张力的恢复而发生盆腔脏器脱垂，导致未复旧的子宫有不同程度下移，常伴有阴道前、后壁膨出。

2. 年龄与绝经 随着年龄的增加，人体各脏器功能也逐渐衰弱，特别是绝经后雌激素分泌减少，将出现支持结构萎缩，在盆底松弛的发生或发展中也具有重要作用。

3. 腹压增加 慢性咳嗽、腹型肥胖、持续负重、激烈运动或便秘等导致腹内压增加，将加重盆腔脱垂。

4. 易感因素 易感因素包括性别、种族、解剖、环境和盆底组织先天发育不良等。

5. 其他原因 如会阴手术及其他手术造成盆腔支持结构缺损的医源性原因、反复尿路感染，以及盆底组织先天发育不良等。反复尿路感染也是 POP 的病因之一。

（四）主要表现

盆腔脏器脱垂最常见的症状是阴道口脱出块状物，伴或不伴腰部疼痛、下腹坠胀等多种不适症状，平卧或休息后可减轻，许多患者同时伴有下尿道症状及排便异常。盆腔器官轻度下降很常见，并非病理性的，仅当盆腔脏器脱垂引起脱垂症状、性功能障碍或破坏正常的下尿路或肠功能时，才应视为异常。不同脏器的脱垂，临床表现有差异。

1. 阴道前壁膨出 阴道前壁膨出（图 5–4）多因膀胱和尿道膨出所致，以膀胱膨出常见，也称膀胱膨出（cystocele），可伴有不同程度的子宫脱垂。阴道前壁膨出可单独存在或合并阴道后壁膨出，并导致膀胱膨出和尿道膨出。

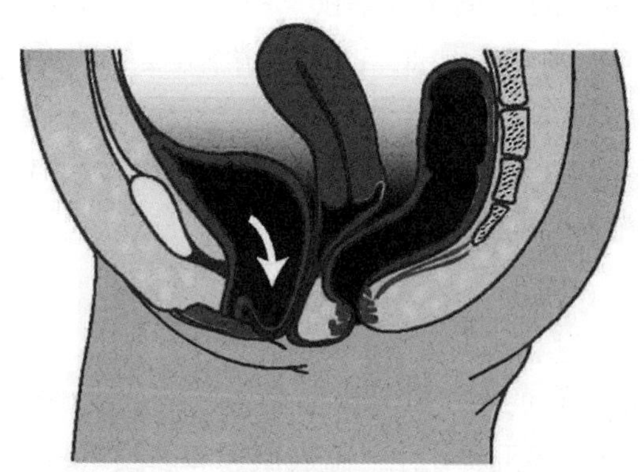

图 5–4 阴道前壁膨出（膀胱膨出）

（1）症状 轻者无症状。重者自诉阴道内有肿物脱出，伴有腰酸、下坠感。阴道脱出肿物在休息时小，站立时长或活动量增加时增大，尿排空困难，残余尿增多，伴排尿不尽感，易发生膀胱炎，可有尿频、尿急、尿痛等症状。重度膀胱膨出多伴有尿道膨出，此时常伴有压力性尿失禁症状。如果膀胱膨出加重，可出现排尿困难，需用手将阴道前壁向上抬起方能排尿。

（2）体征 妇科检查可见阴道前壁呈球状膨出，阴道口松弛，膨出组织柔软，局部阴道壁黏膜皱襞消失，如反复摩擦，可发生溃疡、出血或感染。

2. 阴道后壁膨出 阴道后壁膨出（图 5–5）也称直肠膨出（rectocele）。阴道后壁膨出可单独存在，也可合并阴道前壁膨出。阴道分娩时损伤盆底软组织是主要原因，老龄导致盆底组织支撑力下降，排便或便秘时用力导致腹腔压力增加，均可导致或加重直肠膨出。

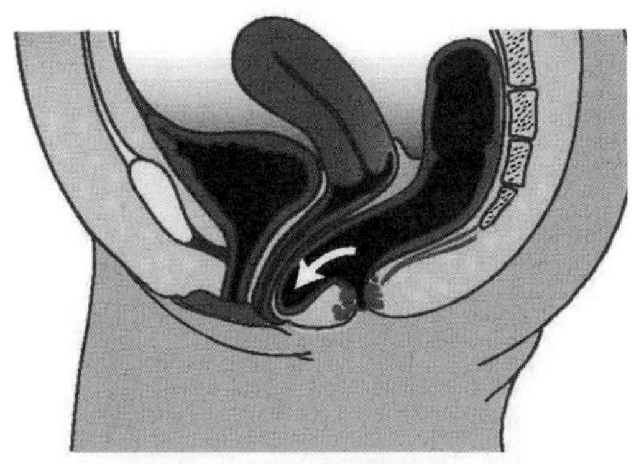

图 5-5 阴道后壁膨出（直肠膨出）

（1）症状 轻症患者阴道后壁黏膜仅在阴道口可见，多无不适。阴道后壁明显凸出于阴道口外，则有外阴摩擦异物感。部分患者有下坠感、腰酸不适感。膨出严重者，出现排便困难，需下压阴道后壁方能排便。

（2）体征 妇科检查可见阴道后壁黏膜呈球状膨出，阴道松弛，多伴有陈旧性会阴裂伤。肛门检查手指前方可触及向阴道凸出的直肠，呈盲袋状，如无盲袋感，可能仅为阴道后壁黏膜膨出。阴道后壁有两个球状突出时，位于阴道中段的球状膨出为直肠膨出，位于阴道穹隆后部的球状突出是肠膨出，指诊可触及疝囊内的小肠。脱垂的阴道后壁黏膜常增厚角化，可有溃疡和出血。

3. 子宫脱垂 子宫从正常位置沿阴道下降，子宫颈外口达到坐骨棘水平以下，甚至子宫全部脱出阴道口以外，称为子宫脱垂（uterine prolapse）（图 5-6）。

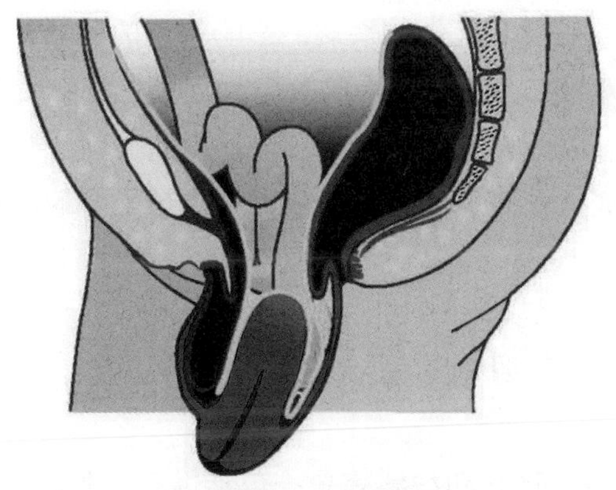

图 5-6 子宫脱垂

（1）症状 轻度一般无不适。中度至重度患者可自觉阴道有块状物脱出，对于子宫韧带有牵拉，可导致盆腔充血，出现不同程度的腰骶部酸痛或下坠感，长时间站立或劳累后加重，卧床休息则症状缓解。严重的子宫脱垂还可伴随排尿困难、便秘，残余尿量增加，部分出现排尿困难，并发尿路感染。

（2）体征　子宫颈及子宫体脱出阴道口外。子宫脱垂常伴有阴道前、后壁膨出，不能还纳的子宫脱垂症状更明显，阴道黏膜增厚角化，严重的子宫脱垂常伴有子宫颈延长并肥大。随脱垂子宫的下移，膀胱、输尿管下移与尿道口形成正三角区。

4. 阴道穹隆膨出　子宫切除术后，因年龄、绝经、损伤等因素导致的盆底筋膜结构支持减弱，阴道穹隆顶端发生向下移位，形成阴道穹隆膨出（vault prolapse）（图 5–7）。

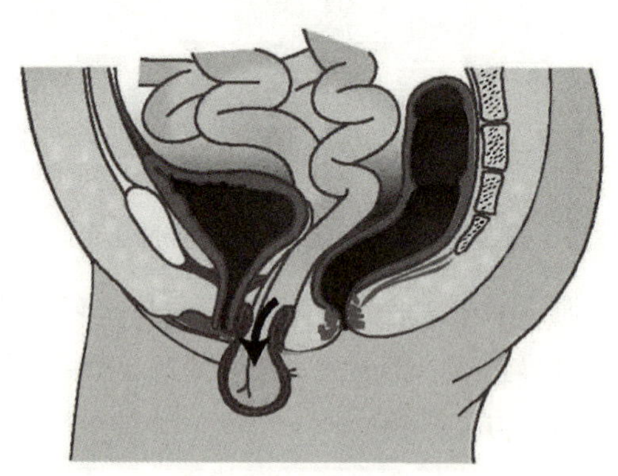

图 5–7　阴道穹隆膨出

（1）症状　轻度阴道穹隆膨出时，患者可有下坠感及腰部酸痛不适，重症患者有明显凸出于阴道外口，同时有阴道异物感，行走不便。如局部摩擦，可有破溃和糜烂。

（2）体征　检查可见阴道有黏膜呈球状物膨出，阴道松弛，如合并有肠膨出，指诊可触及疝囊内的小肠。

二、盆腔脏器脱垂的评估

盆腔脏器脱垂是退行性、功能性的疾病，影响患者的脏器功能及生活质量，详细、准确的病史、体格检查及评估与进一步采取治疗、处理方案及预后紧密相关。对疑似患有 POP 的女性，应进行初步评估，包括全面病史评估、症状严重程度评估、体格检查和治疗目标评估，其中症状评估是对 POP 患者评估中最重要的部分。

（一）病史

详细的病史采集，有助于明确疾病诊断和制定治疗方案，盆腔脏器脱垂的病史采集应包括以下几点。

1. 完整的内科、外科、产科和妇科病史　包括内科、外科疾病史，长期咳嗽或便秘病史，有无长期节食或营养不良病史，详细孕产史，有无产褥期感染史，围生期休息及恢复情况，盆腔、阴道及肠道手术史等。

2. 阴道膨出症状的性质及膨出相关困扰程度　局部症状包括阴道内有压迫或沉重

感，阴道或会阴疼痛，有组织脱出阴道的感觉，下端腰痛，看到或摸到包块。

3. 评估下尿路功能、肠道功能　包括泌尿系统症状、尿失禁及其类型，以及膀胱是否充分排出的评估。如果在重力作用下更明显，如长时间站立后，排尿变得困难，则可以推断泌尿症状与脱垂之间的关系。肠道症状包括排便困难、排便排气失禁、便急、排便不尽感等。进行肠功能评估，以确定是否有排便异常、便秘、使用泻药、大便失禁和直肠排空不全史。肠道症状常与患者存在后腔缺损有关。

4. 性方面症状　是否有与脱垂相关的性交困难、性交痛，患者是否对性生活满意，对性高潮的反应是否改变，性交失禁（大便或尿液）、性交功能障碍等。

（二）体格检查

盆腔脏器脱垂的相关体格检查包括腹部和盆腔检查。妇科检查前，应嘱咐患者用力向下屏气或加腹压（如咳嗽）。部分卧床可还纳的患者，应选择行走或站立一段时间后，再进行检查，判断盆腔脏器脱垂的最重程度，并予以分度。妇科检查时，注意有无溃疡存在，其部位、大小、深浅、有无出血、感染等，并嘱患者在膀胱充盈时咳嗽，观察有无溢尿情况，即有无压力性尿失禁存在。注意子宫颈的长短，做子宫颈细胞学检查。如为重度脱垂，可触诊子宫大小，将脱出的子宫还纳，做双合诊检查子宫及附件情况，注意阴道前、后壁的膨出程度，肛门指检了解直肠疝囊与视诊是否吻合，可鉴别直肠膨出或肠疝。双合诊检查，泌尿生殖裂隙松紧情况及肛提肌损伤及松弛程度。应评估盆底肌张力，注意盆底肌肉是否可以收缩和放松。收缩的强度应描述为“无”或“弱”或“正常”或“强”。

（三）辅助检查

根据患者具体情况，采用相应的辅助检查。如脱垂超出处女膜或患者有排尿困难的症状，则应使用导管或超声检查记录残余尿量。如果存在尿急或其他下尿路症状，还应进行尿液分析，必要时进行培养和显微镜检查。对于Ⅱ期或更严重的脱垂，或排尿功能障碍引起严重尿失禁，可以考虑进行尿流动力学检查。如果初步评估的结果与症状不相符，则可能需要更具体的影像学检查，辅助检查可以采用盆底超声及 MRI 对盆底肌评估。结合患者实际情况，可采用相关的下尿路功能检查，进行 POP 手术前，必须测定残尿量和尿流率，通过彩超排除器质性病变的存在。注意了解有无肠膨出的情况，必要时可行钡灌肠等检查。

（四）临床评估

国内常采用传统分度法。国际上较为广泛采用的定量系统有两种，Bump 提出的盆腔脏器脱垂定量分期法（POP–Q）和 Baden-Walker 提出的 POP 阴道半程系统分级法（halfway-system）。国内传统分度较为简单、易操作，也有一定的优势。

1. 传统分度法　以在屏气状态下各器官膨出的最大程度来判定。

（1）子宫脱垂

Ⅰ度：轻型，子宫颈外口距处女膜缘＜ 4cm，未达处女膜缘；重型，子宫颈已达处女膜缘，阴道口可见子宫颈；

Ⅱ度：轻型，子宫颈脱出阴道口，子宫体仍在阴道内；重型，部分子宫体脱出阴道口；

Ⅲ度：子宫颈与子宫体全部脱出阴道口外。

（2）阴道前壁膨出

Ⅰ度：阴道前壁形成球状物，向下突出，达处女膜缘，但仍在阴道内；

Ⅱ度：阴道壁展平或消失，部分阴道前壁突出于阴道口外；

Ⅲ度：阴道前壁全部突出于阴道口外。

（3）阴道后壁膨出

Ⅰ度：阴道后壁达处女膜缘，但仍在阴道内；

Ⅱ度：阴道后壁部分脱出阴道口；

Ⅲ度：阴道后壁全部脱出阴道口外。

（4）阴道穹隆膨出　1998 年，美国威斯康星大学的 Julian 教授通过阴道穹隆距阴道口距离的长度，将阴道穹隆膨出分为 4 度。

Ⅰ度：阴道穹隆下降达坐骨棘水平；

Ⅱ度：阴道穹隆下降超过坐骨棘水平但未达到阴道外口；

Ⅲ度：阴道穹隆下降已达阴道外口；

Ⅳ度：阴道穹隆下降超过阴道外口。

2. 盆腔脏器脱垂定量分期法　将阴道分成 6 个位点（图 5–8）和 3 条径线，分别利用阴道前壁、阴道顶端、阴道后壁上的两个解剖指示点与处女膜的关系来界定盆腔器官的脱垂程度。与处女膜平行以 0 表示，位于处女膜以上用负数表示，位于处女膜以下则用正数表示。阴道前壁上的两个点分别为 Aa 点和 Ba 点；阴道顶端的两个点分别为 C 点和 D 点；阴道后壁的两个点分别为 Ap 点和 Bp 点，与阴道前壁的 Aa 点和 Ba 点是对应的（表 5–4）。另外，还有阴裂（Gh）长度、会阴体（Pb）长度及阴道总长度（TVL），均用 cm 表示。

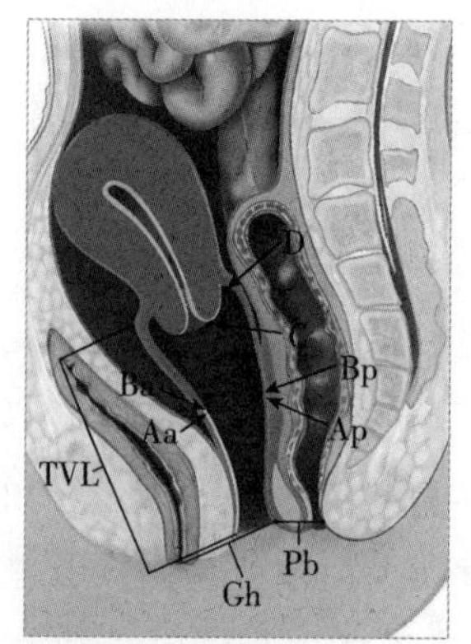

图 5–8　盆腔脏器脱垂评估点（POP–Q）示意图

表 5-4　盆腔脏器脱垂评估指示点（POP-Q 分期）

指示点	内容描述	正常定位
Aa	阴道前壁中线距处女膜 3cm 处，相当于尿道膀胱沟处	-3 ～ 3cm
Ba	阴道顶端或阴道穹隆前部到 Aa 点之间阴道前壁上段中的最远点	在无阴道脱垂时，此点位于 -3cm，在子宫切除术后阴道完全外翻时，此点为 +TVL
C	子宫颈和子宫切除后，阴道顶端所处的最远端	-TVL ～ +TVL
D	有子宫颈时的阴道穹隆后部的位置，它提示子宫骶韧带附着到近端子宫颈后壁的水平	-TVL ～ +TVL 或空缺（子宫切除术后）
Ap	阴道后壁中线距处女膜 3cm 处，Ap 点与 Aa 点相对应	-3 ～ 3cm
Bp	阴道顶端或阴道穹隆后部到 Ap 点之间阴道后壁上段中的最远点，Bp 点与 Ba 点相对应	在无阴道脱垂时，此点位于 -3cm，在子宫切除术后阴道完全外翻时，此点为 +TVL

注：POP-Q 分期应在向下用力屏气时，以脱垂最大限度出现时最远端距处女膜的正负值计算。TVL：阴道总长度；Gh：阴裂长度，尿道外口中线到处女膜后缘中线的距离；Pb：会阴体长度，阴裂后端边缘到肛门中点的距离。

POP-Q 通过 3×3 表格记录各测量值，客观反映盆腔脏器脱垂各部位的具体数值，并根据各数值画出脱垂的图形。POP-Q 将盆腔脏器脱垂按照其进展的不同程度分为 5 期（表 5-5）。

表 5-5　盆腔脏器脱垂分期（POP-Q 分期）

分度	内容描述
0	无脱垂，Aa、Ap、Ba、Bp 均在 -3cm 处，C、D 两点在阴道总长度和阴道总长度 -2cm 之间
Ⅰ	脱垂最远端在处女膜平面上＞ 1cm（图 5-9A）
Ⅱ	脱垂最远端在处女膜平面上＜ 1cm（图 5-9B）
Ⅲ	脱垂最远端超过处女膜平面上＞ 1cm，但＜阴道总长度 -2cm（图 5-9C）
Ⅳ	下生殖道完全外翻，脱垂最远端即子宫颈或阴道残端脱垂超过阴道总长度 -2cm

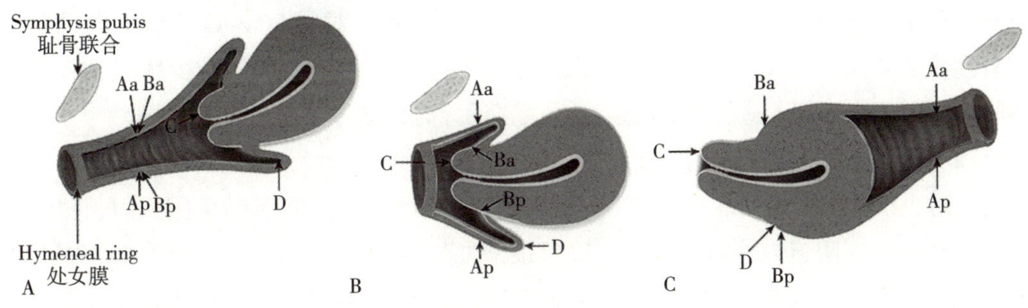

图 5-9　盆腔脏器分期（POP-Q）Ⅰ～Ⅲ期意图

3.POP 阴道半程系统分级法　POP 阴道半程系统分级法由 Baden-Walker 提出。它将处女膜到阴道穹隆前部定为全程。此法方便易掌握，但不能定量评估脱垂或膨出的程度。

Ⅰ度：阴道前壁、后壁或子宫颈下垂达全程 1/2 处为Ⅰ度脱垂。

Ⅱ度：接近或达到处女膜缘为Ⅱ度脱垂。

Ⅲ度：超出处女膜缘以外为Ⅲ度脱垂。

三、盆腔脏器脱垂的治疗

对于女性盆底脏器脱垂，强调综合性治疗，多数患者可以取得良好的治疗效果，达到较高的临床客观和主观治愈率。对于存在轻度脱垂而无自觉症状者（Ⅰ期和Ⅱ期患者，尤其脱垂下降点位于处女膜之上）可选择观察。但 POP 退行性疾病，随着年龄的增长逐渐加重，因此建议这类患者定期随访，必要时早期干预。部分女性可能没有意识到排尿或排便功能障碍症状与脱垂有关，因此，了解脱垂症状的表现方式可能会有所帮助。许多体格检查发现 POP 的女性没有 POP 的主诉症状，只有脱垂导致膨出和压力症状、性功能障碍、下尿道功能障碍或排便功能障碍才具有治疗指征。

（一）非手术及康复治疗

1. 盆底功能锻炼 可以加强薄弱的盆底肌肉的力量，增强盆底支持力，改善并预防轻中度脱垂及其相关症状的进一步发展。对于有下述情况者，应早期进行盆底肌肉康复，如盆底肌力减弱、产后出现尿失禁或尿失禁在产后持续存在、产后盆腔脏器脱垂（如 POP-Q 系统评分Ⅰ期或以上，尤其伴有阴道前后壁膨出）、会阴伤口瘢痕疼痛、产后性生活质量下降、产后排便异常、产后尿潴留。有下述情况者，不宜选择盆底肌肉功能锻炼，包括阴道出血、泌尿生殖系统急性炎症、产后手术瘢痕裂开、需要置入心脏起搏器、合并恶性盆腔脏器肿瘤、神经系统疾病、痴呆或不稳定癫痫发作等。

（1）提肛运动 指导患者自主收缩肛门及阴道的动作，每次收缩 3 秒后放松等长时间，以后可逐渐增加至 5 ～ 10 秒，连续 15 ～ 30 分钟，每天进行 2 ～ 3 组锻炼，或每天做盆底肌肉锻炼 150 ～ 200 次，6 ～ 8 周为 1 个疗程。对于 POP-Q 评分Ⅰ期或Ⅱ期的有症状脱垂女性，进行盆底肌肉锻炼至少 16 周。收缩肛门，同时减少腹肌及大腿肌的收缩。对于产褥期不适合做手法及仪器康复治疗时，该方法是最佳的选择。

（2）阴道哑铃训练 将阴道哑铃置入阴道内直至 1 指深度，尾丝留于阴道外，以便取出及防止滑落。恢复训练初期将最轻的或者直径最大的阴道哑铃置入阴道内，收缩盆底肌肉使哑铃在阴道内停留 1 分钟，以后逐渐增加哑铃停留时间，当哑铃能够停留 10 分钟并且在咳嗽、跑步等腹压增加的情况下不脱落时，改换重量较大或者直径较小的哑铃，15 分钟 / 次，1 次 / 天，3 个月为 1 疗程。该方法适用于产后 42 天以后，恶露干净后，产妇可自行在家中进行锻炼，需保持器械的卫生，减少盆腔感染的发生。

2. 盆底生物反馈疗法 是一种行为训练技术，将不易被察觉的盆底肌生理通过图像、声音或光等视觉或听觉信号反馈给患者，使患者感觉到肌肉的运动，并学会如何控制和改变肌肉运动的过程。通过生物功能波唤醒盆底肌神经，提升局部敏感度，增强阴道和盆底肌群的弹性。

3. 盆底电刺激疗法　是通过放置在腔内（阴道、直肠）或皮肤表面的电极给予不同强度的低频电流刺激盆底肌肉和神经，从而增强盆底肌肉的收缩强度和弹性，改善盆底肌肉的控制能力和协调性，增加盆底肌肉强度和力量，加强盆底结构的支撑作用，该方法适合中重度盆底肌群损伤并进行盆底肌锻炼有困难的患者，是目前临床上最常用的治疗方法。治疗通常在产后 42 天后，恶露干净后，非月经期进行，电流强度通常选择 10 ～ 25mA，治疗频率维持 8 ～ 33Hz，脉宽 320 ～ 740μs，刺激时间 20 分钟，刺激电流最大强度以患者有肌肉收缩或跳动感而无疼痛感为准，治疗期间根据患者盆底肌力及张力情况适当调整治疗时间和电流参数。电刺激治疗对盆底Ⅰ类和Ⅱ类肌纤维肌力均有明显改善。针对女性盆底功能障碍性疾病的治疗，多为电刺激联合生物反馈治疗。

4. 行为指导　改善行为方式、避免发病高危因素是 POP 治疗的首要步骤，也是该病防治的基本措施。针对 POP 的生活方式干预包括以下这些方面：控制体重、改善便秘、治疗慢性咳嗽、避免提举重物和高强度运动、戒烟、不摄入咖啡类刺激物等。

5. 中医康复　针刺与艾灸联合作用，可达到温经补肾、益气固摄、疏通经络的效果，从而改善盆底组织的营养状况，提高盆底受损组织的再生能力，改善盆底肌力，适用于轻症患者或中重度 POP 患者的辅助治疗，但对实现解剖复位作用不明显。补中益气汤等有促进盆底肌张力恢复、缓解局部症状的作用。

6. 子宫托治疗　子宫托是唯一特异的非手术治疗方法，是一种支持子宫和阴道壁并使其维持在阴道内而不脱出的工具，分为支撑型和填充型。子宫托尤其适用于年龄大、有严重内科合并症不能耐受手术或对手术治疗有顾虑者。另外，妊娠期和产后、膨出面溃疡、术前促进溃疡面愈合者，均可使用子宫托。92% 的女性可以成功安装子宫托。环状（支撑型）子宫托在Ⅱ期和Ⅲ期脱垂时使用效果更好，而Ⅳ期脱垂更需要使用 Gellhorn（填充型）子宫托（图 5–10）。

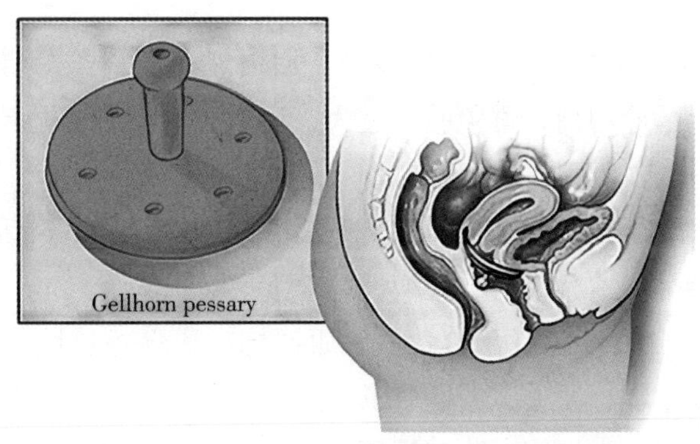

图 5–10　填充型子宫托示意图

应教会患者自己更换子宫托。如果患者无法自己取出或更换，则需要医生定期取出、清洗。即使能够自己更换子宫托的患者，仍应每年进行随访。子宫托可造成阴道分泌物增加。2% ～ 9% 患者的子宫托对阴道壁的压力可能导致局部血液断流，所以可能导致局部出血、感染、糜烂或溃疡，应取出 2 ～ 4 周，进行局部雌激素治疗。如果问题持续存在，可能需要更频繁地更换子宫托或使用不同的子宫托。

（二）手术治疗

手术治疗主要适用于非手术治疗失败、中重度 POP、有明显临床症状的患者，最好为完成生育且无生育要求的患者，一般建议患者在未完成生育前不进行脱垂的修补手术。

1. 手术指征

（1）POP-Q 分期　Ⅱ度及以上并有症状的盆腔脏器脱垂；

（2）*脱垂造成的症状*　慢性盆腔痛、走路或站立时有下坠感或压迫感，下尿路或排便功能异常，性交不适或性交困难，影响正常生活；

（3）*直肠脱垂修补术选择标准*　需要手指协助或手指肛诊帮助排便，或重度直肠脱垂或排便造影显示直肠脱垂处有造影剂潴留。

2. 手术分类　手术治疗分为重建和封闭性手术。重建手术的目的是恢复脏器的解剖位置，而阴道封闭或半封闭术是将阴道管腔部分或全部关闭，从而使脱垂的器官回到阴道内，属于非生理性恢复，对于无阴道性生活要求且有并发症、手术风险大的高龄人群尤为适用。根据手术的方式，具体可以有阴道前壁修补术、阴道后壁修补术和会阴缝合术、子宫全切及阴道前壁修补术、盆底重建术、阴道封闭术、曼氏手术等方式。

四、盆腔脏器脱垂的注意事项和家庭宣教

（一）盆腔脏器脱垂防治的一般原则

对于盆腔脏器脱垂，应做到预防为主，防治结合。

（二）盆腔脏器脱垂的各时期注意事项

1. 青年时期　做好计划生育，避免多产，加强妊娠期、产褥期保健。妊娠期，定期做产前检查，注意营养均衡，避免胎儿过大，注意劳动保护，尤其妊娠晚期，应适当休息，不要参加过重体力劳动。注意监护，及时处理滞产、难产，减少盆底损伤。产后，注意休息，增加营养，坚持做腹肌和盆底肌收缩锻炼，早下床活动，但不宜做过多过重的体力劳动，避免久站、久坐、久蹲。

2. 中老年时期　自中年就可开始做盆底肌锻炼，避免一过性或慢性腹压增加的疾病和劳作，如避免提重物、便秘、慢性咳嗽、肥胖等。不可避免要负重时，应采取正确的姿势。便秘患者进行行为训练，改善排便习惯，如定时排便、饮食调节、增加膳食纤维的摄入、使用缓泻剂或灌肠剂避免用力排便。推荐肥胖者适当减重。保持足够的水分摄入并在规律的间隔时间内排空膀胱。有尿失禁症状者，可通过行为调节（如定时排尿等）改善。另外，还可进行盆底肌肉锻炼及药物治疗。

（三）盆腔脏器脱垂的运动相关问题

要尽量避免可能增加盆底负荷的运动，包括跑步、跳跃、跳绳、拳击、深蹲、蹲马步、仰卧起坐、提举或抬重物、高抬腿或踢腿运动，以及一些高强度的需要跑跳的运动和锻炼课程。可以适量进行一些比较安全、适宜的运动，包括走路、散步、游泳、瑜伽、正确的单车训练，以及低强度的有氧操、普拉提和其他训练课程。平时应该注意：做推、拉、提、放低物品的动作时，呼气并减少腹部用力的水平和强度；尽量减少下蹲的机会，能半蹲不要全蹲，减少弓步或箭步的姿势；坐在小凳上捡地面的物品，而不是蹲下或俯身捡起物品；当用手举起物品，如哑铃锻炼（应尽量避免）时，坐在健身球上，可以帮助承托盆底；也可以选择坐在健身球上做提肛锻炼（选择大小合适的球）。锻炼或活动时，两腿尽量并紧而不是分开，多做身体向上的、放松的姿势。

（四）预防盆腔脏器脱垂的产后康复

科学的产后康复将有利于提高盆底肌的收缩能力，预防和治疗盆底功能障碍，提高生活质量。产后超过 42 天，子宫恢复良好、无感染性的女性可及时进行盆底肌检测，明确损伤程度；可借助仪器科学感受并学会收缩、放松盆底肌，学习识别并有意识地控制盆底肌。掌握正确的盆底肌肉收缩方法（避免腹肌和大腿肌肉收缩）。根据出现的症状、肌肉受损的情况（包括肌肉纤维受损的程度和类别），在医生的指导下，进行针对性训练，可借助仪器或自我训练，循序渐进，适时适量，持之以恒。存在盆腔脏器脱垂、尿失禁者，需要借助电刺激和生物反馈疗法，并适当延长疗程。

第五节　女性性功能障碍

一、女性性功能障碍概述

（一）定义

女性性功能障碍（female sexual dysfunction，FSD）是指发生在女性性反应周期中一个或几个环节的障碍（性欲减退障碍、性唤起障碍、性高潮障碍），或者出现与性交有关的疼痛。关于 FSD 的分类，目前多以美国泌尿系统疾病基金会（American Foundation of Urological Disease，AFUD）分类为标准，该标准将女性性功能障碍分为以下 4 类：性欲减退障碍、性唤起障碍、性高潮障碍、性交疼痛障碍。同一患者可能同时存在多种性功能障碍。其中每一种性功能障碍可进一步分为原发性、继发性和境遇性的女性性功能障碍。

（二）流行病学特点

我国在女性性功能障碍方面的研究起步较晚，缺乏较完整的流行病学数据。目前的流行病学调查显示，我国女性性功能障碍患病率在 26% ～ 76% 不等，大多数研究认可的患病率在 40% 左右，其中最常见的是性欲低下和性高潮障碍。随着生理－心理－社会医学模式的不断完善和发展，以及经济和文化水平的提高，越来越多的女性开始关注自身的性健康。性健康对人们的生活质量及家庭与社会的稳定有非常重要的影响。

（三）病因

女性性功能障碍的病因是多方面的，主要与以下几种因素相关。

1. 社会心理因素 社会背景、婚姻状况、年龄、性创伤史、宗教信仰、文化和种族都与 FSD 的发生、发展相关。妊娠期和产后的精神症状与性兴趣、性愉悦、性活动和从伴侣处得到的温情呈负相关，精神抑郁的女性产后会经历更多的性问题。

2. 妊娠和分娩 妊娠期可因对胎儿的关心和自身体形的变化，引起女性性功能减退。产后 6 ～ 8 周和哺乳期，女性的生理性兴奋降低，阴道变薄，且性高潮的强度减弱。在产后 6 ～ 12 个月，40% ～ 50% 的母亲和 20% 左右的父亲性反应降低。女性的性兴趣在妊娠期不变或增加，与妊娠前相比，大多数女性的性兴趣在产后 3 ～ 4 个月是降低的。大多数夫妻性交频率在妊娠早期及产后第 1 年降低。

3. 盆底功能障碍性疾病 女性盆底除了维持盆腔器官的位置、控尿、控便功能外，还可影响女性的性功能。研究认为，强壮的盆底肌肉对于生殖器唤醒和达到性高潮至关重要，盆底肌薄弱或不适当的收缩可能会对性生活产生不良影响。括约肌功能异常可导致性交时发生尿失禁或粪失禁，尿失禁的女性中有 26% ～ 47% 患有性功能障碍。盆腔脏器脱垂也可对性功能产生负面影响。

4. 药物性因素 药源性性功能障碍发生率为 20% 左右。影响女性性功能的药物包括抗抑郁类等改变人精神状态的药物、降压药等影响血管舒缩功能的药物及能改变生殖系统血流和性激素水平的药物等。此外，吸毒和酗酒也对性功能造成影响。

5. 神经性因素 许多中枢和外周神经系统的损伤可引起女性性功能障碍，如脊髓损伤、多发性硬化、阴部神经损伤、糖尿病性神经病变等。

6. 内分泌因素 手术切除卵巢后，雌激素水平下降及化疗对卵巢功能的影响，均可能是患者性功能障碍发生的原因。

7. 其他因素 高血压、冠心病等全身性疾病可能是女性性功能障碍的影响因素；恶性肿瘤患者特别是妇科肿瘤或者是乳腺肿瘤手术后，接受放化疗后的患者，是性功能障碍的高危人群；除躯体和心理健康外，与性伴侣之间的关系也对女性性功能有重要影响，男性性功能障碍，如勃起功能障碍，亦对女性性功能有影响。

（四）临床表现

1. 性欲障碍　指持续或间断发生的性幻想和性欲望低下或缺乏，引起患者痛苦，被动性生活，害怕或拒绝伴侣的性接触，常影响患者夫妻间的感情。男女都会发生性欲障碍，女性更多见。

2. 性唤起障碍　持续或间断不能获得或维持足够的性兴奋并导致患者痛苦，表现为缺乏主观性兴奋或缺乏性器官反应，躯体其他部位的性反应。心理和生理因素相互影响，如果女性生殖道有润滑但缺乏心理的性兴奋，也应诊断为性唤起障碍。性唤起障碍包括阴道的润滑不足或干涉、阴蒂及阴唇的敏感性下降、充血降低和阴道平滑肌松弛等。

3. 性高潮障碍　经过足够的性刺激或性唤起后，发生持续性、反复性的性高潮困难，延迟或根本没性高潮的出现，引起患者痛苦，称为性高潮困难。通常与性兴趣和性唤起困难或生殖器－盆腔疼痛和插入障碍症状同时出现，女性较男性多见。

4. 生殖器－盆腔疼痛和插入障碍　阴道痉挛和性交困难，合并称为生殖器－盆腔疼痛和插入障碍。这种疾病既可以是先天的，也可由后天多种因素引起。该障碍包括以下一种或多种症状：阴道肌肉紧张、痉挛、外阴疼痛或阴道口过小无法适应阴茎插入；阴茎尝试插入时，自觉紧张、疼痛或灼热感；性交欲望降低或不想发生性行为；疼痛或强烈恐惧症。

5. 物质或药物引起的性功能障碍　服用已知会引起性功能障碍的物质或药物期间，或服用后不久即发生的显著性功能障碍的物质或药物引起的性功能障碍。抗胆碱能药物、激素药物、心血管药物和精神药物、酒精和毒品都可能导致性功能障碍。

6. 妊娠相关性功能障碍　妊娠前任何类型性功能障碍都是产后性功能障碍的相关因素。剖宫产、阴道助产、会阴切开术和会阴撕裂伤等造成的创伤也会增加产后生殖器－盆底疼痛和插入障碍，以及相关的性兴趣和性唤起困难的风险。哺乳喂养也会导致阴道干燥，从而出现生殖器－盆腔疼痛和插入障碍。

7. 更年期相关的性功能障碍　2014 年，国际女性性健康研究协会和北美更年期协会引入“更年期泌尿生殖系统综合征”概念，提出外阴萎缩、绝经期整个泌尿生殖系统和性相关的症状都与更年期雌激素和类固醇激素水平下降有关。主要表现为阴道干燥、阴茎插入时外阴灼热和刺痛感，性交时分泌物不足造成干涩疼痛感，尿急、排尿困难和反复尿路刺激征的泌尿系统症状。

二、女性性功能障碍的诊断

性功能障碍的诊断主要通过病史、临床表现、体格检查及辅助检查来完成。我国目前女性性功能障碍的诊治尚处于起步阶段。

（一）病史采集

性功能障碍患者的病史采集应该在一个能保护患者隐私并使患者感觉安全舒适的空间内进行。同时，女性性健康病史的采集应该包括详尽的性生活、药物和心理社会史。

（二）体格检查

体格检查包括一般检查，重点集中在下腹部及盆腔检查。

1. 一般检查 包括全身疾病（糖尿病、血管性疾病、抑郁症、甲状腺疾病、神经厌食症等）；口腔疾病（白色丝网状病损、口腔溃疡、唇疱疹等）；皮肤疾病（痤疮、肢端银屑病、外阴白斑等）；心血管和呼吸系统疾病（高血压、心脏功能障碍、哮喘、慢性阻塞性肺疾病、疲劳等）；肝脏病变（酒精性肝硬化等）；乳房病变（乳腺肿瘤切除术或乳腺切除术等）；肾脏病变（肾衰竭透析等）；内分泌疾病；神经系统疾病；结缔组织病变（干燥综合征、系统性红斑性狼疮等）。

2. 腹部检查 触诊时留意腹壁压痛点或腹腔、盆腔内疾病引起的牵涉痛的扳机点。

3. 盆腔检查 包括内、外生殖器的系统评估。例如对阴阜、大阴唇和会阴部进行视诊和触诊，小阴唇、阴蒂包皮和阴蒂检查（小阴唇前联合和后联合粘连会使阴道口缩窄，导致插入时疼痛，阴蒂包皮融合后会包埋阴蒂头，有时会降低性反应），尿道、前庭和阴道口的检查，棉签试验，阴道窥阴器检查并收集标本，双合诊检查，直肠、阴道检查。

（三）辅助检查

根据患者情况可以采用湿涂片、分泌物培养、激素水平检查、活组织检查、血清学检查和盆底肌电评估等。

（四）特殊检查

通过病史及临床表现决定是否需要进行其他相关检查，例如盆腔 B 超、盆腔或脊柱 MRI、生物感觉阈值测定、事件相关电位、阴道光电容积描记术、诱发电位、双功能多普勒超声和诊断性神经性阻滞等。

三、女性性功能障碍的评估

1. 女性性功能评定量表 评估女性性功能障碍量表有《性功能减退调查表》（DSFI）、《性功能访谈表》（DISF）、产后性功能障碍诊断量化及评分表、脱垂和尿失禁等性功能问卷简表（prolapse and inconvenience sexual function questionnaire short form，PISQ–SF）等，其中具有良好信度、效度及敏感度的 FSD 评估量表主要有以下量表：

（1）女性性功能指数（FSFI） 主要用于评估过去 4 周内异性恋女性性功能情况的

自评量表。女性性功能指数共包含 19 个条目，6 个维度，包括性欲、性唤起、阴道湿润度、性高潮、性满意度和性疼痛。其信度、效度和灵敏度很高，能够区分 FSD 的不同类型。FSFI 是目前国内外应用最广泛的 FSD 评测工具，是 FSD 准确而快速的筛选量表，是诊断 FSD 的有效辅助工具（附表 1）。

（2）女性性满意度调查问卷（sexual satisfaction scale for women，SSS–W） SSS–W 是基于性满意度设计，已被证实有良好的信度。该量表共有 5 个维度，30 个条目。包括满意度、沟通、包容、性担忧、性关系 5 个方面。

2. 盆底功能评估 女性盆底深层肌和浅层肌在女性性反应过程中协同发挥着重要作用。目前国内外较认同的女性性反应周期假说认为，在性唤起过程中，耻骨阴道肌等盆底深层肌肉收缩，阴道顺应性发生改变，阴道需要填充感；坐骨海绵体肌等浅层肌肉维持非节律收缩，使阴道口环绕紧缩，以保持张力和压力，增强性唤起，使男性生殖器能够更有效地压迫阴道壁；阴蒂系带位于球海绵体肌下方，盆底浅层肌存在一定张力，通过阴蒂系带牵拉阴蒂头，从而产生有效的性刺激并反馈至大脑性中枢，增强性唤起。因此，不同的盆底肌功能障碍可能引起相应的性功能障碍。

3. 神经系统评估 性功能的神经支配主要是由 L1 和 L2 的交感神经、S2–4 的副交感神经及阴部神经共同完成。盆底神经系统评估包括：盆底电生理检查、球海绵体反射、坐骨海绵体反射、踝反射、骶反射等。

4. 心理评估 临床常用于女性性功能障碍的心理评估方法包括：事件相关电位（event related potentials，ERP）、脑功能检测、量表评估等。其中常用心理评估量表有：综合心理健康测试 SCL–90、焦虑自评量表（self–rating anxiety scale，SAS）、抑郁自评量表（self–rating depression scale，SDS）等。

四、女性性功能障碍的治疗

（一）药物治疗

1. 性激素替代治疗 影响女性性欲的内源性激素包括雌激素、雄激素、孕激素、催乳素、催产素和糖皮质激素等，它们与各种神经递质在中枢及周围神经系统相互作用。雌激素和雄激素影响血管功能，在维护女性生殖道健康及性唤起和性高潮中起至关重要的作用。FSD 患者可选择口服雌激素制剂或其他性激素来改善性功能，如利维爱，有效成分是 7– 甲基异炔诺酮，含有雌激素、孕激素和微量的雄激素，可作为全面的性激素替代药物。雄激素可增强女性性欲及阴蒂敏感性，对于因垂体功能减退、卵巢切除等原因导致的雄激素水平降低引起的性欲低下患者有效，但长期接受雄激素治疗会有多毛和痤疮的风险。低剂量阴道局部使用雌激素可改善性交困难或性感不快，增加阴道湿润度，加快阴道黏膜成熟，降低阴道 pH，适用于绝经后女性泌尿生殖道萎缩、阴道干涩或性交痛患者。

2. 血管活性药物 血管活性药物分两类：一类是非选择性 α– 肾上腺能受体阻滞剂，如酚妥拉明可引起阴茎和阴蒂海绵体和血管平滑肌舒张，能增加绝经后妇女阴道血流，改善性功能。另一类是作用于 NO–cGMP 通路的药物，包括 5 型磷酸二酯酶抑制剂、西地那非和 L– 精氨酸，西地那非可增强阴蒂和阴道海绵体平滑肌的舒张作用，扩张血管，增加阴道润滑和阴蒂敏感性，改善 FSD 患者主观感受。

3. 其他药物 多巴胺受体激动剂可使性欲和性唤起得到增强。

（二）心理治疗

1. 认知行为治疗 首先应引导患者认识引起性功能障碍的行为和认知，并引导其纠正不合理的信念或错误的认知。行为治疗可从改变生活方式开始。过度疲劳、紧张和缺乏私密性，都与性欲低下有关，从繁忙中脱离出来，放松紧张情绪，增进伴侣双方新鲜感都有利于提高性欲及性满意度。戒烟限酒，避免滥用药物。医师指导下的行为训练可改善性高潮障碍。加强锻炼，增强盆底肌锻炼，有助于提高性生活满意度。

2. 婚姻与家庭治疗 家庭治疗是继精神分析、行为主义和人本主义之后，被心理学和心理治疗学领域称为的“第四思潮”。在临床实践中，性与婚姻问题往往相互影响，其影响因素包括了生物学因素，还包括伴侣各自的性认知、性心理发展、心理健康水平、人格特点、对方的性功能表现、伴侣依恋关系、处理冲突模式等。

3. 人本主义疗法 为性患者创造无条件支持与鼓励的氛围，并对患者普及性解剖、性生理、性心理方面的知识，深化患者自我认识、发现自我潜能，患者通过改善“自知”或自我意识来充分发挥积极向上、自我肯定、无限地成长和自我实现的潜力，从而改变自身的适应不良行为，矫正自身心理问题。

（三）盆底治疗

1. 盆底肌训练 进行凯格尔运动，教会患者主动、正确地收缩盆底肌，有助于改善性生活质量。首先找到盆底肌，可以通过阻止流动中的尿液（在小便时突然憋住）来找盆底肌，但不能将中断小便动作作为日常凯格尔训练运动，亦可以将干净的手指插入阴道内，并按压周围的肌肉，来感知盆底肌肉的紧缩，盆底向上移动及盆底肌放松后盆底重新回到起始位置。

2. 电刺激和生物反馈治疗 利用电刺激提高阴道肌肉和神经的敏感性电刺激，提高盆底肌本体感觉，给予频率 8 ～ 32Hz，脉宽 320 ～ 740μs 的电刺激，提高血液循环，利于性兴奋期的阴道充血，提高性反应。利用电刺激盆底 Ⅰ 类肌肉的收缩和协调能力，向上提升盆腔脏器，使阴道扩张产生引力，方便阴茎插入；给予频率为 20 ～ 80Hz、脉宽为 20 ～ 320μs 的电刺激和生物反馈，让患者学会盆底浅层 Ⅱ 类肌收缩，提高 Ⅱ 类肌力量，从而提高性平台期阴茎抽插时持续的环形收缩力，达到性快感。给予各种模拟生活和性生活场景的生物反馈训练，使患者在各种不同性交姿势时盆底肌也处于收缩状态，以达到各种体位下的性高潮。

3. 手法治疗　随着盆底康复技术的不断发展，盆底手法治疗研究报道增多。对于性功能障碍，手法治疗可以激活与恢复盆底神经功能、盆底感知觉、增强盆底肌力，调整盆底肌张力，改善局部血液循环和淋巴回流，恢复筋膜、韧带弹性。具体可分为神经肌肉激活手法、盆底肌强化手法和盆底肌张力释放手法。

（四）其他治疗

包括激光和射频治疗、核细胞治疗、基因治疗、计算机辅助治疗等。对于性交痛、阴道痉挛的 FSD 患者，可以使用阴道按摩、阴道扩张器，必要时可使用性辅助用具。如有阴道干涩和性交困难时，可使用润滑剂治疗。

五、女性性功能障碍的预防及宣教

（一）妇科、产科干预及建议

关于性行为，妊娠期和产后医疗咨询可包括以下建议：

1. 提供产后性指导比提供避孕建议更重要。

2. 应告知产后女性，阴道干涩或性欲减退可能与哺乳有关，使用润滑剂可以有所帮助。

3. 选择一种使双方均感到满足的性生活方式，也包括禁欲的选择。

4. 给予妊娠期间和产后性选择方面的技术咨询，温情、非性交的性活动和替代性交体位。

5. 指导患者自检（产后自检可用一面小镜子和一个指头插入阴道来检查伤口是否愈合等）。

（二）医疗保健政策及预防

在产后 6 ～ 8 周的检查中，只有大约一半的女性已恢复性交，女性性健康问题会延续到产后第 1 年，甚至更长时间。因此，产后 6 个月的检查，应包括关于性的问题，将有助于产后女性性功能障碍的诊治。

（三）生活方式调整

为促进性健康，鼓励患者提升自我感受力。患者应养成健康的生活习惯，包括戒烟、限酒，规律进行运动锻炼，合理分配工作和休息时间等。

（四）其他教育

教育患者正确评价、理解性具的价值及辅助保健品的应用，弘扬性文明，普及性教育，提高性素质，享有性健康。

第六节　产后慢性盆腔疼痛

一、产后慢性盆腔疼痛概述

慢性盆腔疼痛（postpartum chronic pelvic pain，CPP）是一种非恶性、非周期性持续或反复发作 6 个月以上，并能被盆腔相关器官所感知的慢性疼痛。产后慢性盆腔疼痛是涉及妇产科、泌尿外科、肛肠科、康复科、骨科、心理科等多学科的重要问题。产后慢性盆腔疼痛的定义，学术界尚未达成一致。目前产后慢性盆腔疼痛的定义为产后由于各种功能性和 / 或器质性原因引起的骨盆及骨盆周围组织器官持续 6 个月以上的疼痛，甚至导致机体器官功能异常，影响产妇社会行为和生活质量，需要进行药物、心理、手术或康复治疗的一组综合征。

无论是阴道分娩还是剖宫产，生殖器官及盆腔区域的产后疼痛是普遍问题，一般在产后 2 ～ 3 个月可恢复和治愈。但也存在部分产后患者的生殖器或盆腔疼痛持续超过 3 个月甚至 1 年，且患有其他慢性疼痛病史的女性似乎更容易出现持续性生殖器或盆腔疼痛。产妇分娩后易发生慢性盆腔疼痛，其中盆腔肌筋膜疼痛常见，是由盆底肌筋膜扳机点介导的、肌肉过度活动引起的疼痛。巨大儿、长期姿势不良、慢性便秘等是产后慢性盆腔疼痛的影响因素。

迄今为止，国内外缺乏完整的 CPP 流行病学数据。世界卫生组织（WHO）在 2006 年对高质量研究进行的系统回顾发现，女性人群中非周期性疼痛的患病率为 2.1% ～ 24%，性交疼痛的患病率为 8% ～ 21.1%，痛经的患病率为 16.8% ～ 81%。国外文献报道，18 ～ 50 岁的女性人群发病率为 4% ～ 16%，其中只有 1/3 的患者就医，妇科门诊患者中 10% ～ 40% 存在 CPP。

二、慢性盆腔疼痛的相关疾病

引起 CPP 的病因复杂，可能来源于生殖系统、泌尿系统、消化系统、运动系统、神经内分泌系统等。疼痛也可能由几种疾病共同所致，如患者可能同时有子宫内膜异位症、间质性膀胱炎、盆底肌痉挛所致的盆底肌筋膜痛，以及情绪焦虑等。有些情况下，尽管患者疼痛很剧烈，却找不到明确病因，称为慢性盆腔疼痛综合征（chronic pelvic pain syndrome，CPPS），此时疼痛的感知可能局限于一个器官，或者几个器官，甚至出现全身系统症状。尽管疼痛的外周神经传导机制仍然存在，但是中枢神经系统的痛觉致敏现象可能在疼痛的病理生理机制中更为突出。下面就常见引起 CPP 的疾病分系统进行阐述。

1. 生殖系统疾病　包括慢性盆腔炎性疾病、子宫内膜异位症、盆腔粘连、盆腔静脉瘀血综合征、肿瘤、子宫平滑肌瘤、输卵管子宫内膜异位症、子宫切除术后输卵管脱垂、输卵管结核、分娩造成的产伤、外阴疼痛综合征等。

2. 泌尿系统疾病　包括间质性膀胱炎、膀胱疼痛综合征、膀胱肿瘤、反复尿路感染、慢性尿道综合征、尿道憩室、放射性膀胱炎等。

3. 消化系统疾病　包括肠易激综合征、炎性肠病、感染性肠道疾病、肿瘤、慢性不全性肠梗阻、慢性便秘、疝气、憩室炎、慢性肛门疼痛综合征等。

4. 骨骼肌肉系统疾病　包括盆底肌痛（肛提肌或梨状肌综合征）、躯体形态发育异常、纤维肌痛、肌筋膜疼痛、尾骨疼痛等。

5. 神经系统疾病　包括神经卡压综合征、神经瘤、扳机点疼痛，髂腹下神经、髂腹股沟神经、生殖股神经及阴部神经的神经痛等。

6. 全身性疾病　结缔组织病、神经纤维瘤、淋巴瘤、精神心理疾病等均可引发慢性盆腔痛。

三、产后慢性盆腔疼痛的检查评估

产后慢性盆腔疼痛是一种涉及躯体和精神因素的复杂问题。对产后慢性盆腔疼痛的评估，必须从身体、心理两方面入手，综合多学科的方法进行评估。

（一）病史采集

1. 疼痛的性质　让患者用自己的语言叙述疼痛症状，可采用疼痛图谱，请患者圈出疼痛部位，疼痛的性质、严重程度、诱发因素，疼痛加重或缓解的因素；月经周期、压力、性交、运动、体位变化对疼痛的影响。视觉模拟疼痛评分（visual analogue scale，VAS）有助于评估疼痛的严重程度。为防遗漏，可参考国际盆腔痛协会（International Pelvic Pain Society，IPPS）的相关问卷问诊。

2. 既往治疗情况　既往接受过的治疗方式及疗效。

3. 既往史　如既往盆腔手术史、盆腔炎性疾病、性传播疾病、外伤史、避孕方法、性功能、排尿或排便异常情况等。

4. 产前疼痛史　包括妊娠前其他类型的疼痛、妊娠期间这些疼痛的变化情况，产科细节，以及妊娠和分娩后出现的其他躯体疼痛类型。

5. 月经史、生育史、个人史及家族史　均有可能为确诊某些慢性盆腔痛提供重要线索。

（二）体格检查

因盆腔疼痛病因可能涉及盆腔外器官或组织，需进行包括站立位、坐位、卧位及膀胱截石位等不同体位、多系统的全面体格检查。

1. 站立位　包括站姿、步态，脊柱有无侧弯，脊柱及椎旁肌肉有无压痛，双侧骶髂关节是否对称、有无压痛，有无腹壁疝、切口疝，单腿试验，扭髋运动是否受限，前屈、后仰是否受限等。

2. 坐位 观察患者坐姿。慢性盆腔疼痛患者可能会出现坐姿异常，如阴部神经痛患者在坐位时，采取避痛姿势。

3. 卧位 观察腹部外形，是否膨隆、凹陷或不对称，有无瘢痕、疝、淋巴结增大，有无腹直肌分离，呼吸运动等。然后从远离疼痛处开始，轻柔触摸，系统检查每一象限，注意触痛、反跳痛、肌紧张、肿块。如有疼痛触发点，可通过抬头试验增加腹肌张力来鉴别疼痛是来自腹壁还是腹膜内。还可通过 4 字试验、腰大肌试验、闭孔试验、直腿抬高试验等排除腰椎问题等。

4. 膀胱截石位 从外生殖器开始循序检查尿道旁组织、阴道内、盆底筋膜、盆底肌，可参考盆底肌疼痛图谱、尿道旁组织疼痛图谱和泌尿生殖道疼痛图谱来记录疼痛部位、性质和疼痛程度（采用视觉模拟评分，0 ～ 10 分）。对于有外阴痛、阴蒂痛、阴道疼痛、性交痛及膀胱疼痛的患者，还可以借助棉签试验判断是否有阴部神经损伤相关体征。阴道内检采用单指或双指检查，先进行盆底肌肌力测试，并触诊盆底和盆壁肌肉、尿道旁组织，检查是否存在触发点、牵涉痛及下尿路症状，最后行阴道窥阴器检查及双合诊盆腔检查，了解阴道及宫颈情况，有无宫颈举痛或摆痛，子宫两侧是否有深压痛或酸胀感等。

（三）辅助检查

1. 实验室检查 包括血、尿常规，肿瘤标记物，宫颈细胞学检查，肝肾功能，中段尿培养和尿敏试验，阴拭子细菌培养，钾离子试验等。

2. 影像学检查 MRI 及经直肠超声可以帮助判断深部浸润型子宫内膜异位症病灶与直肠的关系，彩色多普勒和盆腔血管造影对诊断盆腔瘀血综合征有一定帮助。静脉肾盂造影、CT 尿路造影有助于泌尿系统结石或梗阻相关疼痛的诊断。

3. 内镜检查 腹腔镜检查是诊断子宫内膜异位症的金标准，但腹腔镜下慢性盆腔疼痛综合征中子宫内膜异位症只占 33%，无病理异常等占 35%，因此对于慢性盆腔痛患者是否进行腹腔镜检查目前仍存在争议。

（四）盆底肌电评估

盆底肌活动减弱导致与盆底肌无力相关的疾病，如压力性尿失禁；而盆底肌活动过度则可能与慢性盆腔疼痛有关，肌肉过度活动可能是由缺血或肌筋膜触痛点引起。肌筋膜疼痛和神经源性炎症，以及异常盆腔肌肉痉挛是慢性盆腔疼痛症状的主要来源，越来越多的证据表明，慢性盆腔疼痛可能与盆底和下尿路的肌肉功能障碍和神经炎症有关。盆底肌功能可通过盆底表面肌电评估来了解。盆底表面肌电研究显示，慢性盆腔痛患者盆底肌表面肌电特征有静息期基线升高、放松时间延长、变异性增大等。

（五）认知心理评估

生物－心理－社会医学模式认为，慢性盆腔疼痛及所表现出的功能异常是生理因素、心理因素、社会环境因素共同作用的结果。流行病学研究发现，儿童时期受到性虐待的女性出现慢性盆腔疼痛的比例达到31%～64%；慢性盆腔疼痛的女性患者中，遭遇性虐待的患者出现心理性疾病的风险高于未遭受性虐待的患者。许多慢性盆腔疼痛的患者担心医生告知其疼痛是心理作用的结果，尤其产后特殊生理及心理时期。为消除患者疑虑，应让患有慢性盆腔疼痛的患者了解心理和生理功能异常均可导致慢性盆腔疼痛。同时，心理评估应成为慢性盆腔疼痛患者标准诊治内容，评估内容包括疼痛的程度、患者对疼痛的认知能力、疼痛日记、焦虑和抑郁症状的评估等。性虐待或躯体虐待病史在心理评估时也应得到收集。

（六）姿态评估

姿态评估包括患者的步态、站姿、坐姿等情况下的评估。患有慢性盆腔疼痛的患者会在上述姿势中出现异常。许多产后女性因肌肉无力或姿势异常会出现脊柱前或后凸增加或脊柱侧弯，需注意脊柱生物力学姿势的评估。部分产后女性因骨盆带肌肉力量失衡，会出现骨盆前倾、骨盆后倾或骨盆旋移等。

（七）生活质量及性功能评估

生活质量及性功能评估可采用量表评估，常用生活质量评估量表有SF-36，常用性功能障碍评估量表有女性性功能指数调查量表（FSFI）。

四、产后慢性盆腔疼痛的治疗

（一）产后慢性盆腔疼痛的非手术治疗

1. 药物治疗　单一用药往往疗效不佳，故多采用联合用药。应注意药物间多相互作用，尽量减少药物的种类和剂量，以减少药物不良反应。对于哺乳期产妇，应根据医生建议，酌情使用镇痛药物。常用药物如下：

（1）止痛药　非甾体抗炎药（NSAIDs）、较温和的麻醉剂复合剂及纯麻醉剂。

（2）抗抑郁药　不仅可对抗抑郁情绪，还可提高患者耐受疼痛的水平，一般用于有神经病理性疼痛因素的慢性盆腔疼痛患者。

（3）器官特异性药物　在治疗慢性盆腔疼痛过程中，可针对膀胱刺激症状、胃肠症状及肌肉骨骼疼痛等进行治疗。

（4）其他药物　如醋酸甲羟孕酮（安宫黄体酮）可通过抑制卵巢功能减少盆腔充血，以缓解相关疼痛。

2. 盆底肌锻炼 盆底肌活动过度及盆底肌高张力与慢性盆腔疼痛密切相关，通过盆底肌锻炼可恢复正常的盆底肌功能。慢性盆腔疼痛患者无意识地使盆底肌肉保持高张状态，可对盆底肌进行失活性训练，初始训练可选择慢肌训练用低强度收缩，然后逐步进行中等强度和高强度的收缩。

3. 生物反馈疗法 生物反馈可以治疗和改善各种疼痛，其治疗慢性盆腔疼痛是一种安全、有效的方法。研究发现，采用生物反馈疗法可以降低盆底过度活跃的肌肉张力，缓解痉挛，从而达到缓解疼痛的目的。欧洲泌尿外科学会（European Association of Urology，EAU）《慢性盆腔疼痛指南（2017 年版）》指出，有盆底肌过度活动患者，推荐生物反馈疗法联合盆底肌锻炼进行治疗。通过阴道或直肠电极记录盆底肌表面肌电信号，指导盆底肌训练，重点在于过度活动肌肉的降阶梯训练（放松训练）。也可采用渐进式肌肉放松训练和呼吸训练来放松盆底肌。

4. 电刺激疗法 常用的电刺激疗法包括经皮神经电刺激（transcutaneous electrical nerve stimulation，TENS）、经皮胫神经电刺激、阴部神经电刺激、骶神经电刺激等。治疗时可将阴道探头置于阴道内治疗，也可用电极片贴于盆腹部及腰骶部。治疗方法：患者取舒适体位，将电极片置于疼痛部位及感觉神经脊髓根区域，给予频率为 50 ～ 150Hz、脉宽为 100μs 的电刺激（TENS）或频率为 1 ～ 10Hz、脉宽为 200μs 的电刺激（内啡肽电流），痉挛患者给予放松治疗，电刺激频率为 1 ～ 2Hz、脉宽为 300 ～ 400μs。每次治疗 30 分钟，每天或隔天 1 次，10 次为 1 个疗程。

5. 磁刺激治疗 体外磁刺激治疗可打破盆腔肌肉痉挛和神经炎症的循环，恢复正常的盆底肌肉活动。重复经颅磁刺激对慢性盆腔疼痛亦有较好疗效。治疗方法：盆底磁刺激盆底肌，刺激频率 10 ～ 50Hz 交替刺激，每次 15 ～ 30 分钟，每周两次，连续治疗 6 周；重复经颅磁刺激（rTMS）刺激大脑 M1 区，刺激频率 20Hz，每天 20 分钟，持续两周。

6. 肌筋膜手法治疗 盆底肌筋膜痛综合征查体时可感觉到紧绷的盆底肌肉群形成大块坚实的肌肉层，常伴有琴弦样紧束带和疼痛扳机点。当找到扳机点时，通过按压扳机点可提高肌筋膜内感受器的痛觉阈值，降低疼痛敏感性。常见的治疗方法如下：

（1）*牵拉肌肉* 垂直肌纤维方向拉伸缩短的肌纤维，降低神经兴奋，缓解肌肉痉挛，促进血液循环，改善组织代谢。

（2）*深部按压法（缺血性按压）* 手指持续按压扳机点 8 ～ 10 秒（可重复多次，总时间不超过 1 分钟），随着疼痛减轻，可逐渐增加压力，扳机点张力减退或不再敏感时，可去除压力。

（3）*震颤法* 在扳机点上方用震颤法，放松扳机点，以轻度按压开始，同时施加一个上下震动的动作，时间与深部按压法相同。

（4）*剥法* 沿肌纤维长度实施深度轻抚。剥法沿紧张带的长度施行，通过整个扳机点区域，帮助缓解肌筋膜疼痛的症状和体征。

（5）整体筋膜松解　在治疗慢性盆腔疼痛时，不仅要松解盆腔筋膜，还要松解腰腹部、臀部、大腿肌筋膜。操作方法：患者仰卧位，自然放松，治疗师站于床旁，沿腹部肌肉走向，先松解腹部肌肉、筋膜，再松解大腿内侧肌群；然后患者俯卧位，松解腰部浅深肌群、臀部大中小肌及尾骨旁肌肉、筋膜。

7. 姿势训练　呼吸模式障碍、骨盆带功能障碍与慢性盆腔疼痛之间存在结构和功能上的联系，既往研究显示，患有慢性盆腔疼痛的女性的典型呼吸模式是上胸部呼吸，胸廓或腹部的运动幅度非常小，因此呼吸训练和放松训练对慢性盆腔疼痛患者非常重要。姿势的训练内容还应包括核心肌群训练、骨盆带灵活性与稳定性训练（详见第六章相关内容）。

8. 心理治疗　对没有明显器质性病变，但存在心理障碍的患者应进行心理治疗。研究显示，产后抑郁和产后焦虑等心理疾病会增加产后人群患慢性盆腔疼痛的风险。可先从教育和消除疑虑入手，之后逐步进行特殊的心理治疗，如放松疗法、支持疗法、认知疗法等。

9. 其他疗法　其他治疗包括体外冲击波治疗、高频电疗法、超声波治疗、中医治疗、产后瑜伽等。

（二）产后慢性盆腔疼痛的手术治疗

1. 腹腔镜手术治疗　慢性盆腔疼痛的腹腔镜手术治疗应根据具体情况来决定，如粘连松解术、子宫内膜异位症手术、宫旁去神经术、子宫骶骨神经切除术等。

2. 外周神经阻滞术　如阴部神经阻滞术。

3. 触发点注射　触发点注射效应机制包括注射针具对触发点的针刺作用及注射药物的药理作用。注射的药物包括活血化瘀类中药注射剂、麻醉剂类药物、肾上腺皮质激素类药物和神经营养类药物等。

4. 其他治疗　激光治疗、神经调控、开腹手术等。

五、产后慢性盆腔疼痛的注意事项和家庭宣教

（一）产后慢性盆腔疼痛的注意事项

产后慢性盆腔疼痛病因具有复杂性，涉及多个学科，目前我国没有明确的诊治指南，产后慢性盆腔疼痛的评估和治疗仍面临巨大挑战。详细的病史采集和全面的体格检查在慢性盆腔疼痛的诊治过程中至关重要，同时诊治过程中应重视多学科合作。

慢性盆腔疼痛具有反复性，同时也易并发其他疼痛，如下腹痛、腰骶痛、性交痛、外阴阴道痛等，部分患者因工作忙碌、缺乏锻炼，往往延误最佳治疗时机，从而导致疾病愈加复杂，故患者应及早专科就诊。

（二）产后慢性盆腔疼痛的家庭宣教

1. 饮食管理 多饮水、增加富含膳食纤维的食物，保持大便通畅。避免摄入辛辣刺激性食物、烟酒、碳酸饮料、咖啡等。

2. 心理疏导 疼痛可引起患者焦虑、恐惧心理，进而反射性引起大脑皮质兴奋，造成肌肉持续、不随意收缩，导致肌肉供血不足，释放内源性致痛物质，引起肌肉疼痛。嘱患者控制体重，放松心情，规律作息，积极参加社交活动等。

3. 加强卫生宣传教育 加强公共卫生教育，提高民众对生殖道感染的认识，宣传预防感染的重要性，提倡晚婚晚育，防止性交过频和生育过密；加强产后卫生宣传教育，推广产后康复训练，预防产后便秘及尿潴留，有助于盆腔生殖器官的恢复及盆腔静脉的回流。

4. 科学避孕 宣传科学避孕方法，不采用性交中断避孕法。注意性生活卫生，防止性传播疾病。

第六章　产后骨骼肌肉系统功能障碍康复

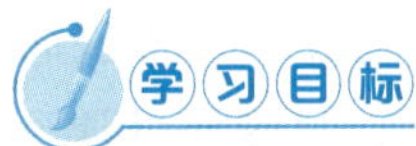

1. 掌握　产后腰痛、耻骨联合分离、腹直肌分离康复的评估和干预。

2. 熟悉　尾骨痛、桡骨茎突狭窄性腱鞘炎和足跟痛康复的评估和干预。

3. 了解　产后不同时期的运动指导。

第一节　产后腰痛

一、产后腰痛概述

（一）定义

产后腰痛是指产妇产后腰骶部疼痛，同时可能伴有腰椎、臀部的肌肉压痛或者下肢放射性疼痛，往往反复发作，持续存在。产后腰痛是妇女产后的常见并发症，发生率较高。产后腰痛一般预后较好，若未得到及时治疗，易引起疼痛，迁延不愈，反复发作，会严重影响产妇产后的生活质量和身心健康。

（二）流行病学特点

多项研究证实，妊娠期发生腰痛的概率在 50% 以上，多数患者产后腰痛持续时间较长，达数月甚至产后多年。关应军在关于产妇产后慢性腰背痛发病率及风险因素的调查研究中显示，产妇产后慢性腰背痛的发生率为 29.4%，新发慢性腰背痛为 22.8%。姜雄春在对 765 名初产妇的跟踪调查研究中发现，产后 7 天、1 个月、3 个月、6 个月腰背痛的发生率分别为 51.64%、46.87%、33.70%、24.30%。

（三）病因和发病机制

产后腰痛的发病机制尚不明确，可能与以下因素有关。

1. 生物力学因素　妊娠期孕妇出现肥胖，会加剧脊柱椎间盘的负担，导致椎间盘发生退行性改变、关节韧带及腰椎关节附件结构改变和力学失衡，从而导致下腰痛的发生。在妊娠中后期，随着胎儿长大，孕妇脊柱生理幅度改变；同时孕妇韧带松弛素分泌增加，使脊柱和骨盆周围韧带松弛，以利于胎儿生长发育和分娩，但韧带松弛将导致脊柱失稳并加剧生理幅度改变。在产妇分娩后，脊柱和骨盆周围韧带在一定时间段内依然保持松弛。在长期生物力学改变的情况下，腰椎代偿加剧，周围韧带和肌肉出现损伤，并最终出现产后腰痛。

2. 分娩因素 分娩时，因产程过长、胎儿过大、产时用力不当或姿势不正确对骨盆产生过度挤压，可导致产后腰骶部疼痛。在剖宫产手术中，手术的麻醉将导致腰骶部的韧带损伤，可能引起局部炎性反应和肌肉痉挛，而致慢性腰痛。同时手术过程中，对腹肌产生损伤，使脊柱的生物力学发生改变，相对增加了脊柱的负荷，易使腰肌劳损而产生疼痛。有研究表明，剖宫产后产妇腰痛的发生率较自然分娩产妇高，且腰痛可延至6～9个月甚至更长时间。

3. 产后劳损 产妇作为婴儿主要护理者，是初产妇产后腰痛的独立风险因素。产妇产后因照顾婴儿，需长时间维持某一姿势（如哺乳时长时间保持坐姿或半卧位姿势）将导致腰骶部肌肉劳损，出现疼痛。同时，产妇产后长时间卧床、活动减少、体重增加，也可导致腰部疼痛的出现。

4. 其他因素 产后因恶露排出不畅或避孕不当，导致盆腔炎症或子宫内膜炎等妇科疾病可引起腰痛；产后子宫修复过程中将产生收缩，可引起腰部放射性疼痛；子宫修复不当导致子宫脱垂，子宫沿阴道向下移位，牵拉骶部神经可引起腰痛。产前腰痛史（包括经期腰痛、妊娠期腰痛等）、多次生育和心理因素等也都是产后腰痛的风险因素。

（四）临床表现

1. 症状 以单侧或双侧腰背、骶髂部间歇性酸胀疼痛为主，活动时明显，休息后疼痛减轻；可出现单侧或双侧的下肢放射性疼痛；部分患者可有感觉障碍。严重者可伴有抑郁、焦虑、失眠等情志变化。

2. 体征 在腰椎脊柱旁、腰骶部、臀部和下肢有明显压痛，有时可在局部触及“条索状”改变。双下肢活动度正常。患者可出现运动功能障碍，如出现减痛步态或间歇性跛行，患者腰部活动范围减少。

（五）辅助检查

1. X 线平片 可见腰椎生理幅度改变。

2. CT 和 MRI 可判断骶髂关节炎、腰椎间盘突出及是否存在血管、神经、硬膜囊和脊髓受压情况。

（六）诊断要点

根据患者病史、典型症状和体征，结合影像学检查，可明确诊断。

二、产后腰痛的评估

产后腰痛的患者大多伴有不同程度的功能障碍，因此，在治疗前、治疗过程中及治疗后，均需要进行详细的康复评定。

（一）残损评定

1. 疼痛评定　采用视觉模拟定级（VAS）评定法。

2. 腰椎活动度评定　疼痛与运动之间的关系可帮助医务人员分析可能的疼痛原因，进行临床决策。测定腰椎主动运动和被动运动范围，依次进行腰椎前屈、后伸、左右侧屈、左右旋转等多个方向的主动和被动活动度的测量。必要时可以进行复合运动活动度测定，包括前屈时侧屈、后伸时侧屈、前屈时旋转和后伸时旋转。根据以上测量结果，评价腰椎活动受限程度。

3. 骶髂关节及下肢关节活动度测定　对于腰骶周围疼痛的患者，进行骶髂关节活动度的测定，有利于判断疼痛是否与骶髂关节病变有关，常用的方法包括骶髂关节活动度测试、骶骨固定测试、骨盆挤压试验和骨盆分离试验等。对患者进行髋膝关节活动度测定，有利于排除髋膝部疾病引起的腰痛。

4. 腰腹肌耐力评定　采用徒手肌力评定，测试内容包括躯干屈肌耐力测试、躯干伸肌耐力测试和侧腹肌耐力测试。腰腹肌耐力的下降，与慢性腰痛的发生有着密切的关系。

5. 下肢肌力测试　包括伸髋肌群、髋外展肌群、屈髋肌群、伸膝肌群、屈膝肌群、踝背伸肌群、踝趾屈肌群和踇指背伸肌群肌力的测试。测试时，肌肉收缩至少持续 5 秒钟，并进行双侧对比。

6. 其他评定　包括下肢感觉评定、腱反射评定、病理征和影像学评定。

（二）功能评定

1. 步态及步行能力评定　目前较常用的评定方法为临床定性分析，主要由康复医师或治疗师用肉眼观察患者行走的过程，根据观察所得的印象或者按照一定的观察项目逐项评定的结果对步态做出结论。除定性分析外，步态的定量分析法能通过器械或者专门的设备获得更加客观的数据对步态进行分析，如足印分析法、三维步态分析系统、足底压力系统等。

2. ADL 评定　常用改良 Barthel 指数评定法。

3. 其他评定　包括 JOA 下腰痛评分表、改良 Oswestry 功能障碍指数、腰痛（下背痛）Roland-Morris 腰椎功能障碍问卷等。

三、产后腰痛的康复

（一）康复治疗目标

1. 急性期康复目标 改善局部血液循环，促进炎症消散，减轻或消除疼痛，松解粘连。

2. 恢复期康复目标 矫正腰椎生理幅度，重建脊柱稳定性；增强腰背肌肌力及运动控制能力，恢复腰椎正常的活动能力；提高日常生活能力；帮助患者进行心理调整和生活模式修正。

（二）康复治疗方法

1. 休息 产后腰痛急性早期需卧床休息，适度限制体力活动，以减轻腰椎应力负荷，使周围软组织放松，改善局部血液循环，减轻炎症和水肿，避免激发损伤，加快修复。但产妇卧床休息最多不超过1周，长期卧床将延缓功能恢复，导致失用性改变。当症状减轻后，可进行适量日常活动，活动时可佩戴腰围，休息时取下。同时需注意腰部保暖、适当休息，不要过于劳累，以免加重疼痛。

2. 物理因子治疗 可起到促进局部血液循环、解痉镇痛、消除炎症、松解粘连等作用。产后腰痛急性期在产妇卧床休息的同时，可结合无热量或微热量的高频电疗法和经皮神经电刺激疗法，以减轻急性期软组织炎症和水肿，解除痉挛，缓解疼痛。亚急性或慢性期疼痛，可选用中频电疗法、离子导入、超声波治疗、微热量或温热量的高频电疗法等，起消炎镇痛、兴奋神经肌肉和松解粘连等作用；也可选用红外线疗法、蜡疗、中药熏洗治疗等温热疗法作用于患处，以提高组织温度，促进血液循环，促进组织代谢，加速组织修复，从而达到消除疼痛的目的。

3. 牵引治疗 可以增加腰椎间隙，降低椎间盘内压力；改善局部血液循环，缓解腰部肌肉痉挛，减轻疼痛；改善腰椎关节活动范围。产后腰痛伴下肢放射性疼痛的患者通常采用仰卧位腰椎牵引带固定的间歇式牵引方式，牵引带由胸带和骨盆带两部分组成，分别固定于下胸部及骨盆部位。牵引的起始重量为自身体重的50%，并逐渐增至体重的80%，同时需要根据患者的症状、疼痛程度及自我舒适度来调节实际牵引重量。注意牵引治疗不得加重患者疼痛。每次牵引时间为20～30分钟，每日1次或隔日1次，可持续2～3周。

4. 手法治疗 是治疗产后腰痛的有效疗法之一，包括中医推拿按摩手法和现代康复中的关节松动技术。在推拿治疗过程中，注重对肌肉的放松，特别是对明显痉挛的肌肉可以采用推揉、按压、牵伸等技术进行放松。关节松动技术有利于减轻疼痛、改善受累关节活动范围，缓解关节功能障碍，产后腰痛患者主要针对腰椎关节、腰骶关节及骶髂关节的松动。

（1）推拿按摩手法 主要起行气化瘀、通络止痛的作用。通过点按腰部穴位和按摩患处，调节身体气血运行，改善局部组织营养，加快新陈代谢，以达到“通则不痛”的目的。主要操作手法包括滚揉舒筋法、点拨镇痛法、整复错位法、推膀胱经法、擦法等。

（2）关节松动技术

1）腰椎关节松动技术　包括棘突垂直滑动、棘突侧方滑动、横突垂直滑动、腰椎旋转摆动（图 6–1）等，以上技术可分别增大腰椎屈伸、旋转和侧屈活动度。

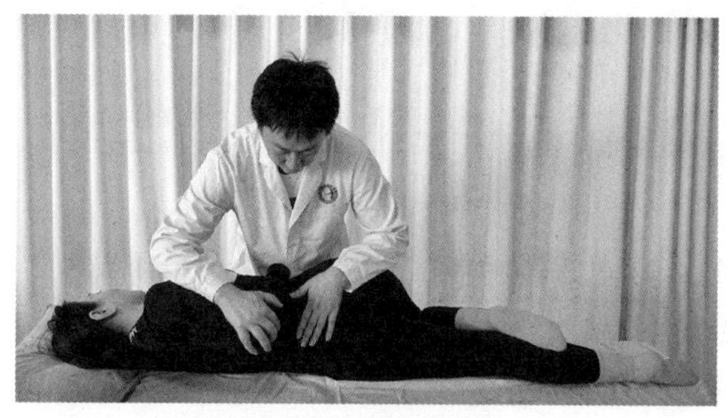

图 6–1　腰椎旋转摆动

2）腰骶关节松动技术　包括前屈摆动和后伸摆动，分别增大腰骶关节屈曲及伸展活动度。

3）骶髂关节松动技术　包括髂嵴前旋、髂嵴后旋，分别增大骨盆前倾活动度、骨盆后倾活动度；髂嵴内旋、髂嵴外旋，可增大骶髂关节活动度。

①髂嵴前旋（图 6–2）：患者俯卧位，腹部垫一软枕，健侧下肢伸直，患侧下肢由治疗师托住。治疗师于患者身后一手放于患侧髂后上棘（固定），另一手及前臂托住患者下肢。托住患侧下肢的手将患侧下肢后伸、内收，同时另一手借助上肢力量将患侧髂嵴向下并向外推动。

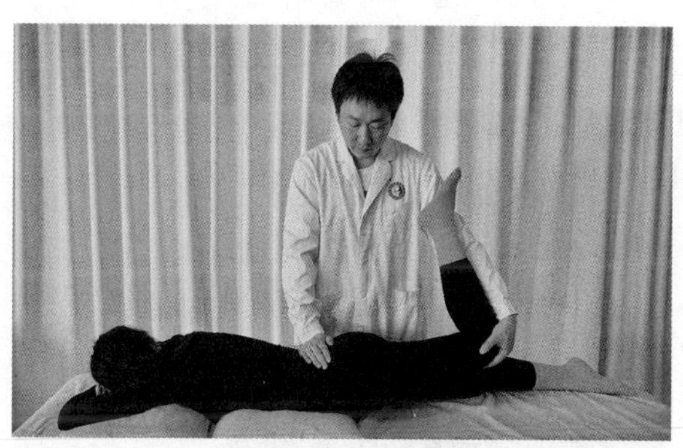

图 6–2　髂嵴前旋

②髂嵴后旋（图 6–3）：患者健侧卧位，健侧下肢在下并伸直，患侧下肢在上并屈髋屈膝 90°，上半身外旋，尽量贴近床面，健侧上肢屈肘，手置于腹部。治疗师面向患者，一手放于患者髂嵴处，另一手置于坐骨结节处。双手固定，借助双上肢力量转动髂

嵴，置于髂嵴处的手向后，坐骨结节处的手向前同时转动。

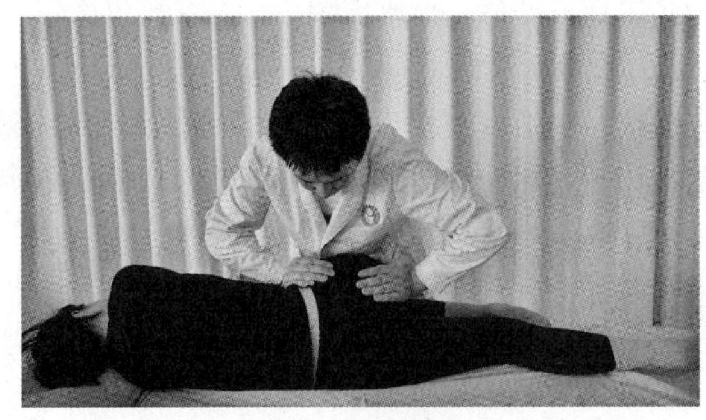

图 6–3　髂嵴后旋

③髂嵴内旋（图 6–4）：患者俯卧位，腹部垫一软枕，健侧下肢伸直，患侧下肢屈膝 90°。治疗师于患者患侧站立，一手置于对侧骶髂关节的髂骨上，另一手握住患侧膝关节。一手固定，同时将髂骨向下并向内推动。另一手同时将患侧小腿向外运动，使髋关节内旋。

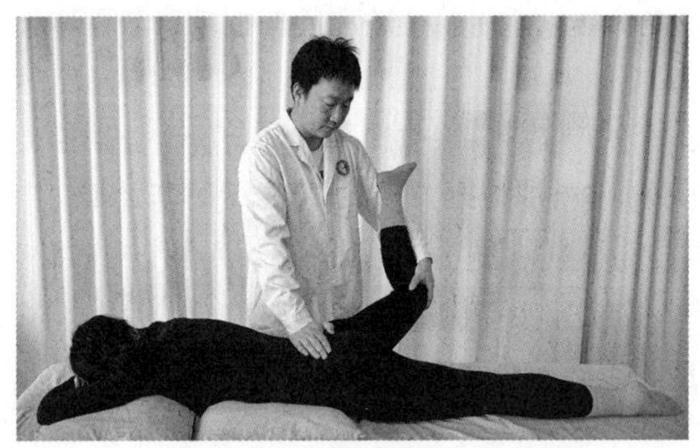

图 6–4　髂嵴内旋

④髂嵴外旋（图 6–5）：患者俯卧位，腹部垫一软枕，双下肢伸直。治疗师于患者患侧站立，一手于患者腹部前面，放于髂前上棘，另一手于同侧髂后上棘处。治疗师一手将髂后上棘向前并向内推动，另一手将髂前上棘向后并向外拉动，使整个髂嵴外旋。

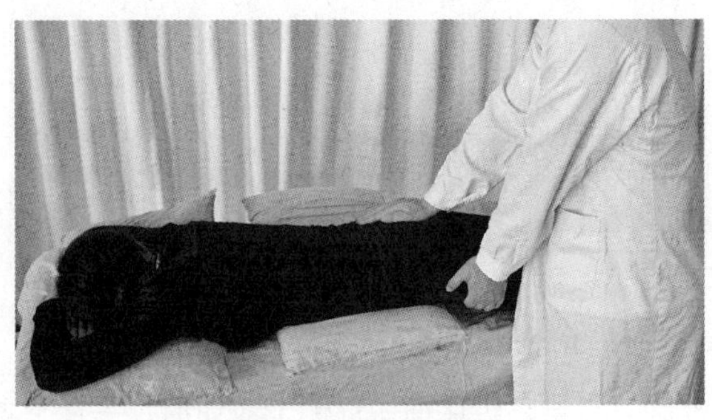

图 6–5　髂嵴外旋

5. 运动疗法 可以提高腰背部及腹部肌肉力量，对保持脊柱稳定性、维持腰椎正常生理功能起重要作用，是产后腰痛的主要治疗手段。在治疗过程中，需根据评定结果选择合适的运动疗法。可通过腹横肌激活训练，以建立腹部肌肉收缩感觉；通过仰卧抬腿训练加强下腹部、髋屈肌肌力，改善腰椎前凸过大，纠正并减轻骨盆前倾角度；通过桥式运动加强腰部和臀部肌肉力量，维持脊柱稳定性，改善腰椎后凸和骨盆后倾；通过PNF运动中骨盆向前上提、向后下压、向后上提和向前下压4个动作加强骨盆周围肌肉力量。

（1）急性期 1周以内，因剧烈疼痛和肌肉痉挛，以卧床休息、物理因子治疗为主，暂不进行运动训练。

（2）缓解期 通过以下几组方法进行腰腹肌和骨盆周围肌肉训练，训练应注意节奏，应平稳、缓慢进行，同时配合腹式呼吸，运动训练时不宜憋气。运动强度适量，每组10～15次，每日3～6组，每个动作持续5～10秒。具体训练强度需根据患者的实际情况进行调节，训练时循序渐进，以训练后不出现疼痛加重或过度疲劳为度。

1）腹式呼吸训练 仰卧于床上，双下肢屈髋屈膝，双足与肩同宽，放于床面。将患者手指置于下腹部，指导患者进行腹式呼吸（图6–6）。吸气时，腹部向上隆起；呼气时，缩唇呼气，使腹横肌发力，腹部缓慢下降，尽力将腹部向脊柱收拢，并向床面发力。患者手指能感受到腹肌收缩时产生的张力。腹式呼吸时强调鼻吸口呼，降低呼吸频率，指导患者正确发力，激活腹横肌。必要时，也可以在腹式呼吸的基础上进行盆底肌收缩训练。

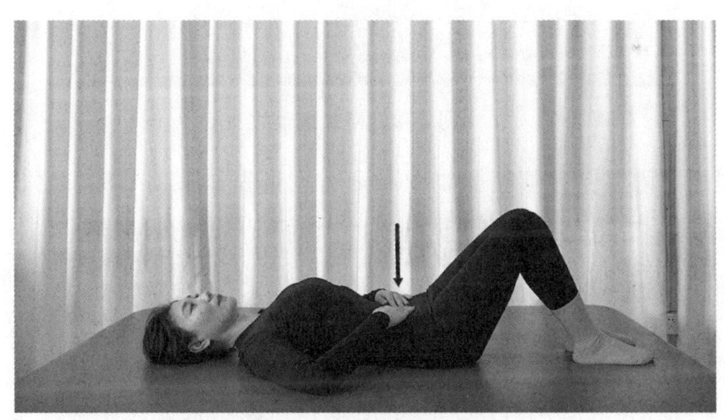

图6–6 腹式呼吸训练

2）仰卧抬腿训练 仰卧于床上，双下肢并拢伸直。腹部发力将双腿抬离床面，做屈髋动作，同时保持膝伸直（图6–7）。至屈髋90°后，做缓慢还原动作，将双下肢放于床面。注意还原动作时，需主动控制腹肌发力，缓慢放平。若患者完成上述动作困难，则可做降级动作。仰卧于床上双下肢屈髋屈膝时，完成上述动作，或者双下肢进行交替抬腿以降低难度。

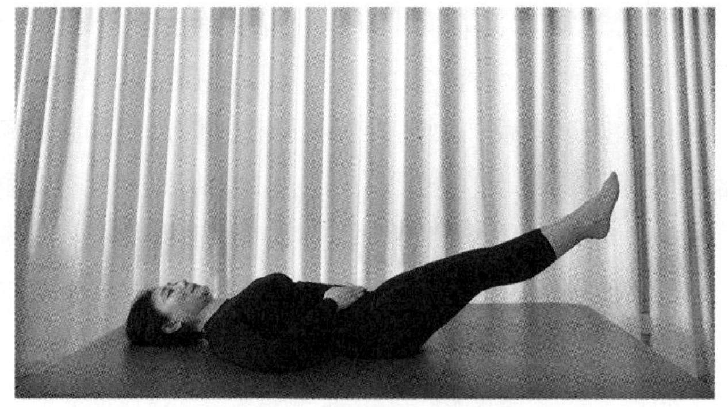

图 6–7　仰卧抬腿训练

3）桥式运动　仰卧于床上，双下肢屈髋屈膝，双足放平于床面，双上肢置于身体两侧。抬起臀部，同时挺胸挺腰，并保持 10 秒，再缓慢放下（图 6–8）。当该动作熟练后，可在桥式运动的基础上，任意抬起并伸直一侧腿，并保持 10 秒，形成单桥运动。两侧腿交替交换抬起伸直。

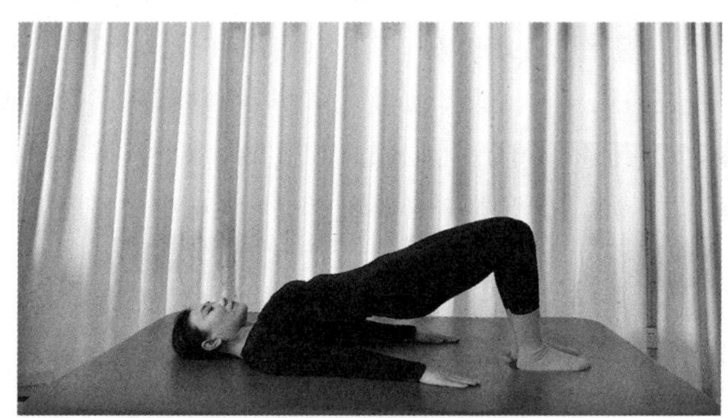

图 6–8　桥式运动

4）侧桥训练　可以促进侧腹部肌力和耐力。可先从膝关节和前臂支撑开始，再进阶到足支撑，并选择抬起上方腿等不同方式增加练习难度。但在整个动作中，要求患者尽可能保持躯干中立，不能出现骨盆倾斜、腰椎侧凸等代偿动作。每次训练可根据情况保持静态支撑 10 ～ 30 秒，并可根据训练情况调整，逐渐延长时间和重复多组练习。

5）腹桥训练　可以强化腹部肌力和耐力。可选择从膝关节支撑的腹桥开始，并逐渐过渡到双足支撑。在训练中，依然要求患者尽可能保持躯干中立，不能出现骨盆倾斜、腰椎侧凸等代偿动作。每次训练可根据情况保持静态支撑 10 ～ 30 秒，并可根据训练情况调整，逐渐延长时间和重复多组练习。

6）骨盆本体神经肌肉促进技术（proprioceptive neuromuscular facilitation，PNF）　骨盆 PNF 技术中主要有向前上提（图 6–9）、向后下压（图 6–10）、向后上提（图 6–11）和向前下压（图 6–12）4 种特殊运动模式，这 4 种特殊运动模式主要的运动肌肉是腰方肌、背阔肌、髂肋腰肌、腹外斜肌和腹内斜肌等腰腹部主要肌群。训练时，指导患者完成由骨盆后下压体位开始做骨盆向前上提抗阻运动；由骨盆前上提体位开始做骨盆向后下压抗阻运动；由骨盆前下压体位开始做骨盆向后上提抗阻运动；由骨盆后上提体位开始做骨盆向前下压抗阻运动。患者在做骨盆的 PNF 运动时，治疗师在骨盆的相应位置给予患者适当阻力，让患者抗阻完成以上 4 种运动模式。当患者骨盆运动到终末端时，让患者保持 10 秒的等长抗阻运动，再回到起始体位做下一次运动，每种运动模式做 5 组，每组 5 次。

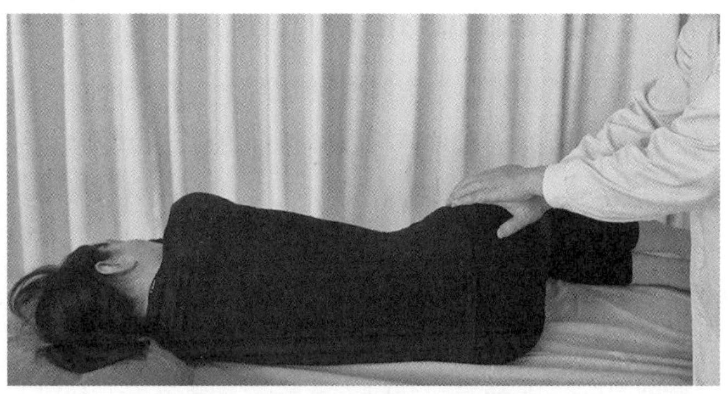

图 6–9　骨盆向前上提训练

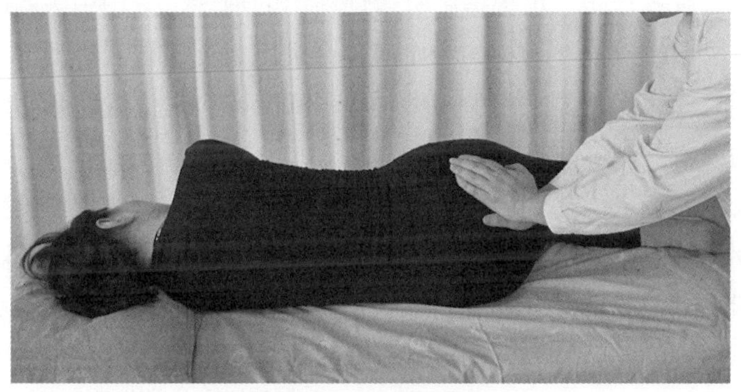

图 6–10　骨盆向后下压训练

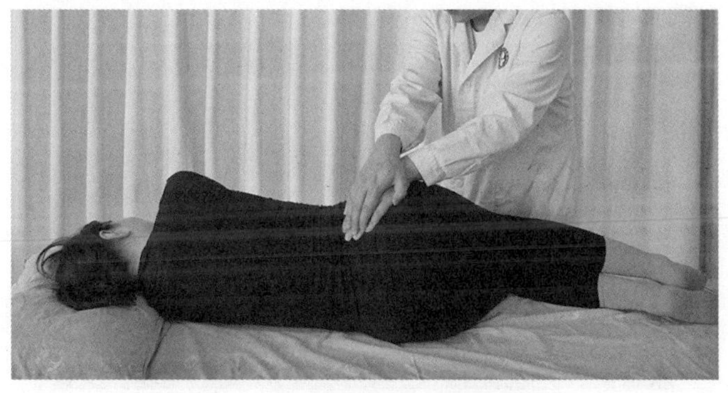

图 6–11　骨盆向后上提训练

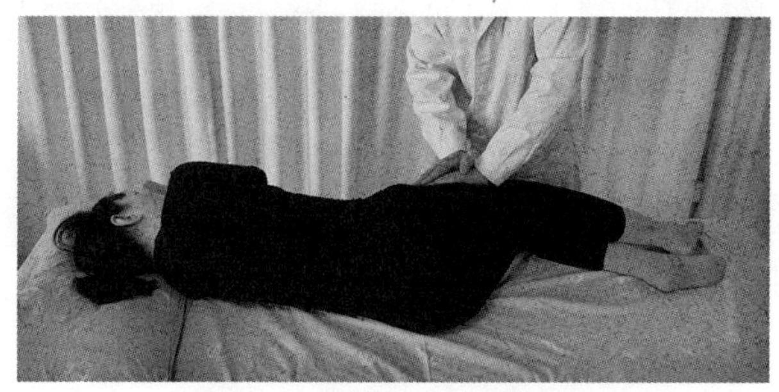

图 6–12　骨盆向前下压训练

（3）恢复期　强化腰腹肌训练，增大腰椎活动度，包括腰椎的前屈后伸、左右侧屈和旋转运动，可配合麦肯基体操等医疗体操、牵伸训练等进行综合训练。同时增加有氧运动，增强身体整体功能。

6. 中医传统疗法

（1）针灸治疗　具有补虚通阳、温经通络、祛风散寒、除湿化瘀、调理气血的功效。产后腰痛患者临床穴位选择可根据症状、部位选穴，也可辨证选穴或两者结合。临床常用穴位包括局部阿是穴、夹脊穴、命门、大肠俞、腰阳关、环跳、殷门、委中、阳陵泉、足三里、悬钟、承山、昆仑等。

（2）中医药内服或外治　可根据中医辨证施治的理念，选用中医药内服或外用。如气滞血瘀者，可采用桃核承气汤；如为血痹，可采用黄芪桂枝五物汤等。中医药的外治法和内治法相同，可根据需要采用中药熏洗、药酒涂搽、穴位注射和贴敷法等。

7. 其他疗法

（1）肌内效贴扎技术　是利用肌内效贴布贴于体表产生生物力学及生理学效应，以达到治疗目的的非侵入性治疗技术，广泛运用于骨科、神经、儿童康复等运动损伤的防治。常见产后贴扎包括针对乳腺管堵塞的贴扎，针对乳房肿胀、乳腺炎的贴扎，针对产后肩颈疼痛、下腰痛的贴扎等。产后下腰痛贴扎技术的具体方法：患者采取腰椎前屈位，采用 Y 形贴布贴于腰方肌，以引导及改善感觉输入；再采取自然体位，采用 I 形贴布贴于腰痛明显处，也可用多条 I 形贴布呈米字形（图 6–13）贴于患处。

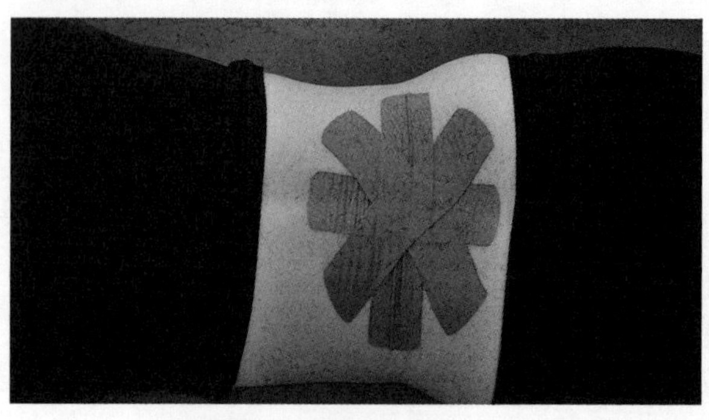

图 6–13　腰痛的贴扎治疗

（2）悬吊训练　悬吊训练（sling exercise training，SET）是一种激活腰腹部核心和增加核心稳定性的运动训练方法，广泛应用于康复训练中。目前国内外大量的文献研究表明，核心稳定训练能有效缓解妊娠期及产后腰痛症状，SET 具有疗效确切、持久，复发率低，远期疗效显著等特点。

（3）封闭疗法　对诊断明确且经药物或物理治疗效果不明显者，或在疾病的急性发作期，可选用封闭疗法。常用 1% 利多卡因 5 ～ 10mL、曲安奈德 10mg，每周 1 次，2 ～ 3 次为 1 个疗程。

四、产后腰痛的注意事项和家庭宣教

预防产后腰痛的措施主要有以下几点：

1. 加强妊娠期健康教育和管理　妊娠期孕妇应合理运动，合理控制体重，维持脊柱的稳定性；在孕晚期避免长时间站立或卧床；通过妊娠期的健康教育和健康管理，为后期自然分娩创造有利条件。

2. 选择合理生产方式　剖宫产与产后腰痛关系密切，鼓励待产妇选择自然的生产方式，减少社会因素引起的剖宫产。

3. 加强产后健康教育和管理　产后在身体恢复好的情况下，尽早下床活动，避免长时间卧床休息，同时避免身体过度疲劳；哺乳时，经常变换哺乳姿势，避免长期单一哺乳姿势对腰部肌肉的影响；避免长期弯腰照顾婴幼儿；产后应穿着舒适的平跟鞋，避免过早或长时间穿高跟鞋；产妇可坚持做产后医疗体操，积极防治产后腰痛。

4. 产后情绪的管理　有研究表明，产后腰背痛及其他躯体不适会引起产妇一系列生理心理变化，易引起产妇产后产生不良情绪。疼痛会加重患者抑郁和悲观情绪，而抑郁可降低患者对疼痛的忍受力，慢性疼痛和抑郁相互作用、相互影响，使患者病情进一步恶化。故产妇产后需保持积极、乐观的态度，保证充足良好的睡眠，积极配合治疗，进行适度的运动。家人也应对产妇提供相应的支持和帮助。

5. 其他　对恶露排出不畅或盆腔炎等疾病引起的腰痛，应积极治疗原发病；平时注意腰部保暖；注意产后营养，合理控制体重。

第二节　耻骨联合分离

一、耻骨联合分离概述

（一）定义

耻骨联合分离（diastasis symphysis pubis，DSP）是指产后耻骨联合处解剖结构距离增宽（大于 10mm），出现局部疼痛、耻骨联合区域弹响、下肢运动困难等功能障碍。耻骨联合分离是一种产后并发症，会导致腰椎骨盆的不稳定，损害产妇的健康。

（二）流行病学特点

耻骨联合分离是妇女产后的常见疾病，其发生率为 1/30000 ～ 1/300，英格兰孕产妇的发病率约 2.8%，挪威的发病率高达 37.5%，发病似乎具有一定的区域性。有报道耻骨联合分离的孕产妇再次妊娠其复发风险可达 68% ～ 85%，严重影响产妇的生活质量和身心健康。

（三）病因和发病机制

耻骨联合分离的病因和发病机制尚不明确，可能与以下因素有关。

1. 生物力学因素 耻骨联合关节是微动关节，参与整个骨盆的构成，对稳定骨盆起到至关重要的作用。成人耻骨联合仅有 2mm 的移动，可能存在 1° 的旋转，孕期及产褥期的女性活动度会增加。功能上，耻骨联合关节能够对抗张力、剪切力和压应力，妊娠期妇女的耻骨联合生理性增宽达 3 ～ 7mm，受到较大的机械应力。在妊娠晚期，由于子宫增大，孕妇身体重心向前移，身体对耻骨的压力增大，加上胎儿或者自身因素差异，会造成耻骨联合韧带出现断裂、松弛及无菌性坏死等，导致产妇出现耻骨联合分离。

2. 分娩因素 产妇分娩时用力过猛，胎儿过大，宫缩过强；第二产程出头困难时，阴道助产中不适当的强力牵拉；产时产妇体位不当，如大腿过分外展等因素，可将耻骨联合撑开，耻骨联合韧带被迅速拉伸，产妇易发生软骨骨折、韧带断裂等，严重者可能会发生耻骨骨折、尿道受损及会阴裂伤等，这也是临床造成耻骨联合分离的主要因素。

3. 产后劳损 产妇因照顾婴儿，长时间维持某一姿势（如哺乳时长时间保持坐姿或站姿），或过早下床活动、负重等，会导致耻骨联合修复不佳。

4. 其他因素 妊娠期产妇体内激素水平发生变化，孕酮激素及松弛素水平异常升高，使耻骨联合和骶髂关节部位韧带松弛，耻骨联合和骶髂关节活动度变大，利于胎儿生长发育和分娩。但如果松弛素过多或者其他激素分泌失调，将导致产后耻骨联合和骶髂关节无法恢复到正常位置，出现耻骨联合分离，还可能伴有骶髂关节错位。同时产妇本身先天性耻骨联合构造薄弱或病理性解剖关系变异、先天性疾病如软骨病等都是产后耻骨联合分离的危险因素。

（四）临床表现

1. 症状 耻骨联合区域出现疼痛，疼痛由耻骨联合处向腰背部、腹股沟区、大腿内侧及下肢放射，活动、负重或抬腿时症状加重。日常生活受限，不能长时间站立、步行或上下台阶，严重者导致产妇大腿过分外展，不能正常行走，出现“鸭步”。

2. 体征 耻骨联合区存在明显压痛点，严重者可触摸到耻骨联合分离的缝隙或者错位明显的上下缘。骨盆分离、挤压试验出现阳性体征；站立位体前屈试验出现阳性体征。部分产妇可出现骶髂关节炎，特伦德伦伯格试验、“4”字试验阳性敏感度极高。

（五）辅助检查

1. X 线　可见耻骨联合间距明显增宽。一般认为，耻骨联合宽度＞10mm 即确诊。

2. CT　可了解耻骨联合错位情况、骨质变化等。

3. MRI　可判断周围软组织损伤。

4. 超声检查　可测量耻骨联合分离的宽度及判断有无上下错位。

（六）诊断要点

根据产妇病史、典型症状和体征，结合影像学检查，可明确诊断。

二、耻骨联合分离的评估

耻骨联合分离多伴有不同程度的功能障碍，因此，在治疗前、中、后需做详细的康复评定。

（一）残损评定

1. 疼痛评定　临床上最常采用的是视觉模拟评分法（VAS）。

2. 下肢肌力和腰腹肌肌力评定　可采用徒手肌力（MMT）检查法，具体参见产后腰痛评估相关内容。

（二）功能评定

1. 步态及步行能力评定　主要采用定性评定和定量评定两种方法。

2. ADL 评定　常用改良 Barthel 指数评定法。

3. 其他评定　包括腰背行为量表、改良 Oswestry 下背痛失能问卷表、腰痛（下背痛）Roland–Morris 腰椎功能障碍问卷。

三、耻骨联合分离的康复

（一）康复目标

1. 急性期康复目标　改善局部血液循环，促进炎症消散，减轻或消除疼痛。

2. 恢复期康复目标　恢复耻骨联合区域力线稳定，提高骨盆的稳定性，强化腰臀部肌力；提高日常生活能力；帮助产妇进行心理调整和生活模式修正。

（二）康复治疗方法

1. 指导产妇佩戴骨盆带　骨盆带（图 6–14、图 6–15）能固定髋部，同时向内收紧分离的骨盆，使耻骨联合分离恢复并维持于正常的解剖位置，促进损伤组织的修复，缓解耻骨疼痛。根据产妇骨盆大小，选择合适型号骨盆带。骨盆带佩戴方法：产妇仰卧位，屈髋屈膝，将骨盆带沿髂嵴环形包裹骨盆，绑带的松紧度以产妇能够适应为标准。每天佩戴骨盆带，每天佩戴时间不少于 8 小时，可在卧床休息时取下。根据耻骨联合分离修复情况，骨盆带佩戴时间持续 2 ～ 6 个月。顺产产妇骨盆带佩戴可在产后第 2 ～ 3 天开始，剖宫产产妇可根据情况在产后 5 ～ 6 天开始佩戴。在佩戴骨盆带情况下，指导产妇进行腹肌和盆底肌训练。

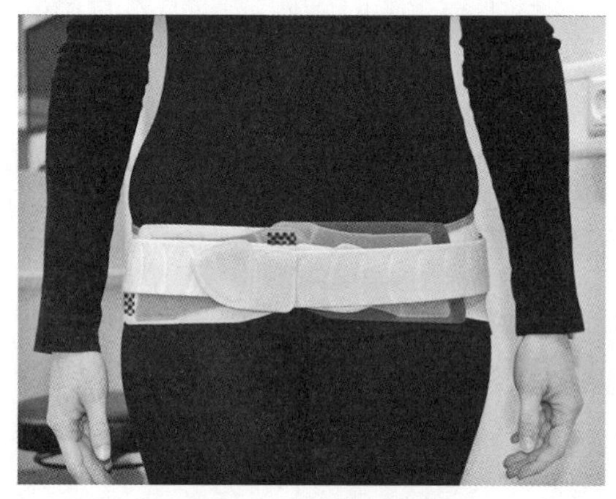

图 6–14　骨盆带正面

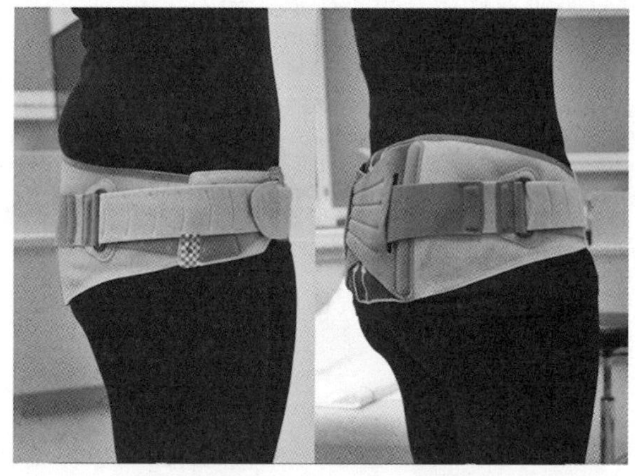

图 6–15　骨盆带侧面

2. 物理因子治疗

（1）电疗　可选择经皮神经电刺激治疗仪、神经肌肉电刺激仪或其他相同治疗原理的理疗设备。低频电设备治疗方案为：频率 1Hz，脉宽 300μs，每次治疗 30 ～ 40 分钟，每天 2 次，共计 6 天。电流输出强度以产妇耐受为标准。高频电疗可选择超短波、微波或其他相同治疗原理的理疗设备。选择无热量（＜ 50W）或微热量（50 ～ 100W），每次治疗 15 ～ 20 分钟，每天 1 次，共计 6 天。

（2）光疗　常选用红光、远红外线等照射疼痛部位，照射温度不超过 45℃，每次治疗 20 ～ 30 分钟，每天 1 ～ 2 次，共计 15 ～ 20 次。治疗时注意调整灯距 30 ～ 50cm，防止烫伤。

3. 手法调整

（1）急性期　以卧床休息为主，选择侧卧位休息。可在侧卧位对紧张的肌肉进行手法治疗和挤压关节。侧卧位挤压关节时，治疗师手放在髂骨翼外侧缘，指导产妇调整呼吸，吸气时放松，呼气时用力。治疗师手跟着髂骨的运动一起移动，鼓励产妇配合呼吸主动用力。

（2）恢复期

1）耻骨联合分离　产妇取仰卧位，治疗师立于床边。产妇屈髋屈膝，双足平置于治疗床上，治疗师双手抱住产妇膝关节外侧，另一侧膝关节紧贴治疗师腹部。嘱产妇双膝外展，对抗治疗师所给的阻力。保持 3 ～ 5 秒，然后放松。如此反复。

2）耻骨联合挤压　产妇取仰卧位，治疗师立于床边。产妇屈髋屈膝，双足平置于治疗床上，治疗师用一侧前臂放于两膝之间，让产妇双膝对抗治疗师前臂给的阻力，向内靠拢。保持 3 ～ 5 秒，然后放松。当产妇完全放松后，治疗师再分离产妇双膝，如此反复。

3）耻骨向上功能障碍　产妇取仰卧位，治疗师立于产妇功能障碍一侧，将产妇患腿移至床外侧，使远端悬空。治疗师一侧手置于产妇健侧髂前上棘以稳定骨盆，将另一手置于产妇患侧膝关节上方，并对患侧膝关节向下施加压力，直至出现运动受限点。嘱产妇对抗治疗师的阻力，向上向内抬膝关节，保持 3 ～ 5 秒，然后放松。当产妇完全放松后，治疗师将产妇患腿下压至更大的角度，使耻骨联合向下移动。重复 3 ～ 5 次。

4）耻骨向下功能障碍　产妇取仰卧位，治疗师立于产妇健侧。产妇患侧腿屈髋屈膝，健侧腿自然放于治疗床上。治疗师一只手置于产妇患侧膝关节处，另一只手大鱼际置于产妇患侧坐骨结节下，作为支点。治疗师施加内旋的力，使产妇患侧下肢屈曲内收内旋，使耻骨联合向上移动。嘱产妇将患侧膝关节推向治疗师，克服阻力伸展髋关节，保持 3 ～ 5 秒，然后放松。当产妇完全放松后，治疗师将产妇的髋关节屈曲到最大角度，并向坐骨结节施加阻力，重复 3 ～ 5 次。

4. 运动疗法　是改善耻骨联合分离的主要治疗手段，对保持脊柱和骨盆的稳定性及生理功能起重要作用。运动疗法包括盆底肌训练、腹式呼吸训练、臀桥、侧桥和腹桥训练，并根据产妇情况，增加训练难度。本节介绍几种增加难度的训练方法。

（1）三点支撑（弹力带）　该动作（图 6-16）可以促进腰腹部核心肌群收缩，强化躯干及骨盆稳定性，加强髋关节和肩关节的灵活性。产妇手膝跪位，保持脊柱挺直。吸气时准备，呼气时将手或者下肢伸出，在运动末端保持 10 秒。每天训练 3 次，每次 3 ～ 5 组，每组 10 ～ 15 个动作，每组之间休息 60 ～ 90 秒。

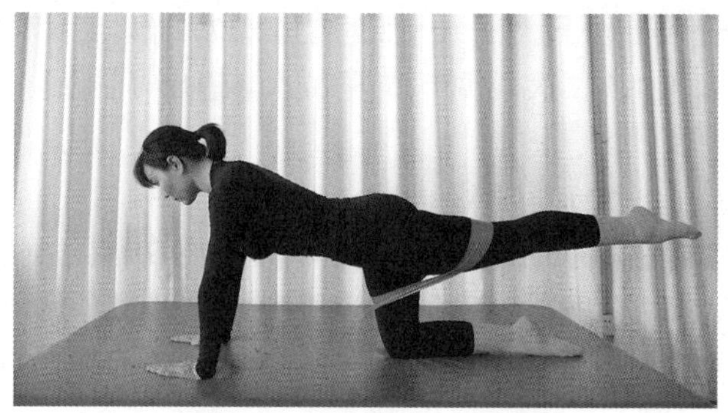

图 6–16　三点支撑（弹力带）

（2）侧卧蚌式（弹力带）　该动作（图 6–17）可加强骨盆稳定性，加强臀中肌和臀小肌力量。产妇侧卧位。吸气准备，呼气时上侧腿向上打开，骨盆稳定，吸气时还原。每天训练 3 次，每次 3 ～ 5 组，每组 10 ～ 15 个动作，每组之间休息 60 ～ 90 秒。

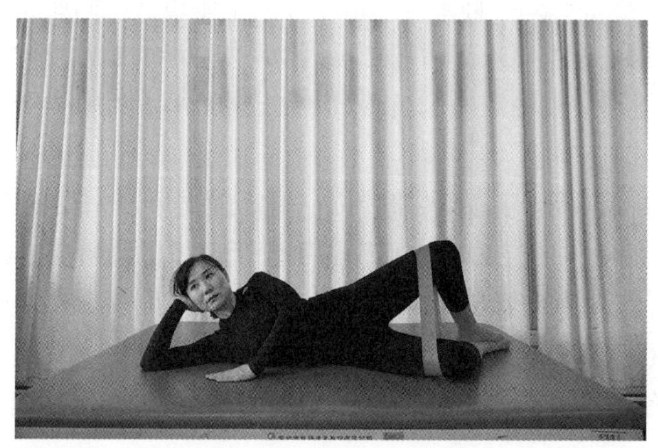

图 6–17　侧卧蚌式（弹力带）

（3）侧卧抬腿（弹力带）　该动作（图 6–18）可加强骨盆稳定性，加强髋关节灵活性，提高臀部力量。产妇侧卧位。吸气准备，呼气时将上侧腿抬至与地面平行，吸气时落回。每天训练 3 次，每次 3 ～ 5 组，每组 10 ～ 15 个动作，每组之间休息 60 ～ 90 秒。

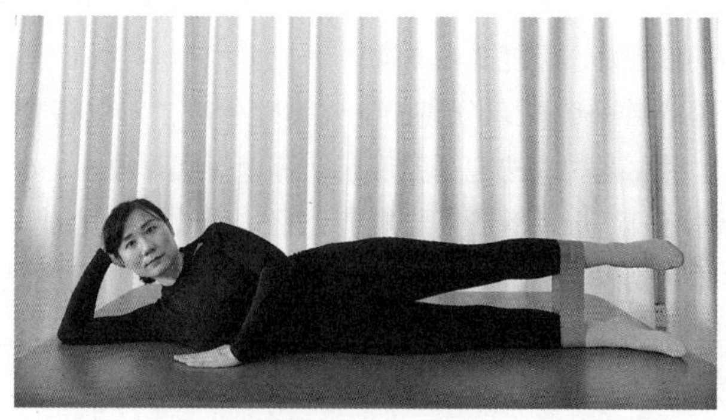

图 6–18　侧卧抬腿

5. 中医传统疗法

（1）*针灸疗法*　刺激环跳穴、曲骨穴、居髎穴、腰俞穴、肾俞穴、大肠俞穴、阿是穴等，可疏通经络，活血化瘀，止痛。

（2）*中药外敷法*　在疼痛部位，用海桐皮、川芎、当归、红花、透骨草、花椒、防风、白芷、乳香、三棱、没药、莪术等外敷，扩张皮肤毛细血管，增加局部血运，促进机体血液循环，抑制神经的兴奋性，达到止痛的效果。

（3）*灸法*　主要采用隔姜灸，起到温通经络、活血止痛及益气扶正的作用。

6. 其他治疗方法

（1）*药物治疗*　口服非甾体抗炎药。采用 0.5% 利多卡因 3 ～ 5mL 于耻骨联合处局部注射，必要时可每日或隔日注射 1 次，能明显镇痛。

（2）*手术治疗*　在产后，配合科学康复方案，耻骨联合分离大多可以自行愈合。当耻骨联合分离超过 30mm，可考虑手术治疗。手术可快速恢复解剖学结构，缓解疼痛，避免了保守治疗的并发症，可提高康复治疗效果。

（3）*心理治疗*　耻骨联合分离的产妇因疼痛、活动受限等导致生活质量降低，产妇易出现焦虑、烦躁、抑郁情绪。应多与产妇交流，同时鼓励产妇家属多给予其关爱，照顾好婴儿与产妇的起居，让产妇获得情感支持，有利于产妇的身心恢复。

四、耻骨联合分离的注意事项及健康宣教

耻骨联合分离由多种因素造成，大多数产妇经过治疗后，预后良好，能回归正常的生活和工作，在治疗过程中，要注意防治相结合。

预防耻骨联合分离的措施，主要有以下几点。

1. 妊娠期

（1）积极做好产前保健工作，孕期经常进行适宜的臀部运动，增强肌肉与韧带的张力和耐受力，定期了解耻骨联合情况，及时发现轻症病患，采取相应措施。

（2）孕期均衡饮食，控制胎儿体重，降低巨大儿的发生率。

（3）产妇在分娩前做好相关检测，以评估胎儿体重，选择合适的生产方式。

（4）孕期穿着骨盆带，增加骨盆支持力。

（5）孕产妇日常活动减少负重、下蹲，以及站立、行走的时间，避免长期保持一种姿势，避免抬举和推重物，避免单腿站立穿衣脱衣。

2. 分娩期

（1）正确指导产妇于第二产程中用力，避免用力过猛及暴力给予腹压，减少骨盆压力骤增出现。

（2）助产士禁止在接产时用力压迫产妇两侧大腿，同时避免两大腿过度外展，对胎头较大、有一定难度的阴道助产，不可暴力操作。

（3）对于临产前已发生耻骨联合分离者，为避免分离加重及第二产程的延长，应建

议剖宫产。

（4）对孕足月的初产妇合并胎头高浮者，产前应仔细评估阴道分娩的概率，对于选择阴道分娩的孕妇，临产后密切注意产程进展，出现产程停滞则积极剖宫产，尽量减少阴道助产的发生，从而可有效降低耻骨联合分离的出现。

（5）可行水中分娩。相关研究认为，水中分娩能增加产妇盆底肌肉的张力和弹性，使关节松弛变软，有利于胎儿顺利通过产道，减少产后耻骨联合分离的发生。

3. 分娩后

（1）急性期以卧床休息为主，下床行走时使用手杖。急性期后加强骨盆带稳定性训练。

（2）避免做过度髋外展动作，如深蹲、盘腿等。大小便时使用马桶。

（3）避免单腿负重，如爬楼梯、单腿站立、单侧抱婴儿等。指导患者爬楼梯时一步一步来。

（4）哺乳时，采取舒适坐姿势，下背部得到良好支撑，双腿并拢。

（5）其他教育。卧床时髋部夹枕，避免过度髋部活动。夫妻生活时，避免髋外展外旋。

第三节　腹直肌分离

一、腹直肌分离概述

（一）定义

腹直肌分离（diastasis recti abdominis，DRA）指两侧腹直肌在腹白线处向左右两侧分离距离＞2cm，是产后常见的并发症之一。

腹直肌为多组带状腹肌，位于腹前壁正中线两侧，呈上宽下窄，包裹在腹直肌鞘内。肌肉起点位于耻骨上缘的耻骨联合和耻骨棘处，止于第 5 ～ 7 肋骨和剑突胸剑联合处，为腹部核心肌群之一。腹直肌与其他腹部肌肉一起共同保护腹腔脏器，维持正常腹内压，并协助排便、呼吸、分娩、辅助呼吸等重要生理功能，对脊柱及盆腔的稳定性与活动度起到重要作用。

腹直肌分离其实是因为腹内压力持续性增加，而引起的腹直肌间距增大、白线增宽，导致部分弹力纤维发生断裂，出现不同程度的分离。腹直肌分离并不是指“腹直肌松弛”，而是指腹直肌间的“白线松弛”，是腹横肌筋膜、腹外斜肌腱膜和腹内斜肌腱膜的松弛。

（二）流行病学特点

腹直肌分离男女均可发生，但在妊娠女性和产后女性最常见。研究显示，我国产妇产后 6 ～ 8 周腹直肌分离的患病率为 64.72%，多为轻度；初产妇产后 3 ～ 6 个月时腹直肌分离为 12.5%。国外研究显示，在产后 1 年仍有 32.6% 的产妇患有腹直肌分离。史永梅等研究显示，产后 6 ～ 8 周时超过一半的产妇发生 DRA，且剖宫产的产妇 DRA 的发生率比顺产更高，其原因可能与剖宫产手术有关。

（三）病因及发病机制

腹直肌分离的发生不分年龄与性别，但在孕产妇中间是最常见的，造成孕产妇腹直肌分离的原因，主要有以下因素：

1. 解剖学因素　随着妊娠时间的增加，尤其孕中后期，胎儿体重增长加速，子宫逐渐增大，为适应胎儿生长发育的需求，腹直肌等腹壁肌群将持续受到牵张力，不断被拉长变松弛，腹白线也被拉长。胎儿体重过大、多胎产妇或多产妇更易出现腹直肌分离。

2. 生理学因素　妇女妊娠期间，身体激素水平会变化，特别是韧带松弛素等激素的持续分泌，使身体结构组织相对松弛，加之腰椎前凸，腹腔压力增大，加重腹直肌分离程度。

3. 病理学因素　女性产前有腹壁手术史，导致女性本身腹壁较为薄弱，将增加腹直肌分离症状。

4. 其他因素　产前体重指数过高，孕期体重增加过多，不正确的人体工效学姿势和产妇特殊的运动和习惯，可能都会导致腹直肌分离症状加重。

（四）腹直肌分离的临床表现

1. 产后腹壁松弛膨隆，长期不能恢复　由于腹直肌分离腹白线变宽，腹白线上的脐孔处最为薄弱，因此腹直肌分离可见脐孔处隆起，外观如同脐疝。同时，由于产后腹壁脂肪增厚，腹部膨隆、增厚，形成悬垂腹，状如“青蛙肚”。

2. 引起下腰背部和骨盆带疼痛，引发盆底功能障碍　腹壁肌肉功能减退，导致核心稳定性下降，脊柱和骨盆稳定性下降，诱发不良姿势，出现下腰背部和骨盆带疼痛。腹直肌分离将增加内脏下垂和盆底松弛的风险，引发盆底肌群功能障碍。

3. 导致骨盆严重前倾，腰椎前凸的不良姿势　妊娠后由于腹壁的张力和弹性降低，盆底肌与膈肌托撑的腹腔与盆腔空间发生较大的改变，腰骶椎会承受更大的压力。久而久之，腹直肌分离患者会出现骨盆严重前倾，腰椎前凸的不良姿势。

4. 影响呼吸与消化　产后腹直肌分离，腹壁核心肌力减退，会造成前腹壁肌肉屏障功能减弱甚至缺失，导致腹腔内脏膨出膈肌下降，出现呼吸功能减弱，肺活量减少，胃下垂，肠蠕动减少，容易发生呃逆、便秘等情况。

二、腹直肌分离的评估

充分评估患者腹直肌分离的程度和部位，有利于制定科学合理的康复方案。详细的评估方案应包括视诊、触诊特殊检查和辅助检查。

查体

1. 视诊 放松自然状态下腹壁松弛、膨隆呈球形，体脂率较低的产妇可观察到腹白线附近有凹陷，产妇做卷曲身体的动作时，可观测到剑突到耻骨联合连线上有隆起现象。

2. 触诊（手指测法） 患者采用仰卧的姿势，两侧膝盖弯曲 90°，脚平放在床面上，手臂放在身体旁边，检查者将右手食指和中指垂直插入两侧腹直肌之间，同时嘱被检查者头向前抬起直至肩胛骨离开床面，感觉到两侧腹肌向中间挤压手指（图 6–19），根据两侧腹肌中间能插入的手指数目，来测量两侧肌肉的距离，需重复测量。一般成人超过 2cm（3 个手指头以上），可以诊断为腹直肌分离。

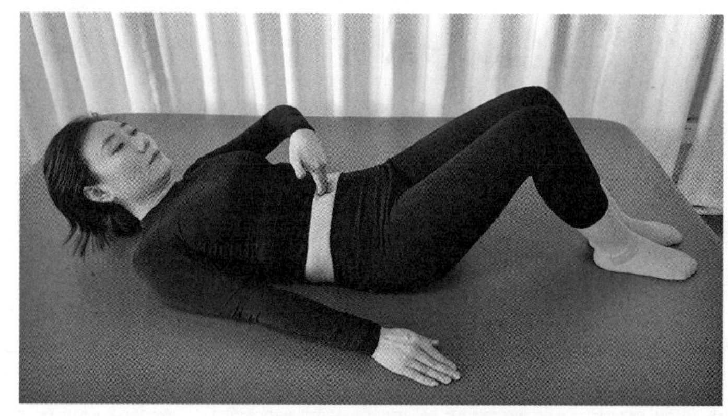

图 6–19 腹直肌分离触诊

3. 测量（尺测法） 被检者仰卧位双腿屈曲，检查者用手感受两侧腹直肌的边界，将游标卡尺内侧钳口垂直放入腹直肌间，调整卡尺以测量具体数值，然后被检者头向前抬起直至肩胛骨离开床面，检查者用同样的方法测量。这是简便、经济、有效的方法，但测量脐部以下的腹直肌间距（inter–recti distance，IRD）却缺乏其有效性，可能是由于解剖位置改变或者是游标卡尺在一定深度测量时存在局限性，同时针对肥胖的产妇测量时具有局限性。

目前腹直肌分离诊断标准并不统一，国内一般认为双侧腹直肌腹白线处间距小于 20mm，如果间距大于 20mm，考虑腹直肌分离。

参照国内外既往的研究文献，对测量定位的量化标准主要有以下两种（表 6–1、表 6–2）：① Beer 的定量分类法：病理性腹直肌分离的界定值为剑突处＞ 1.5cm，脐上 3cm 处＞ 2.2cm，脐下 2cm 处＞ 1.6cm；② Rath 的定量分类法：45 岁以下者，脐上白线宽度分离＞ 1.0cm，脐环处＞ 2.7cm，脐下＞ 0.9cm；45 岁以上者，脐上白线宽度分离＞ 1.5cm，脐环处＞ 2.7cm，脐下＞ 1.4cm。分别采用手测法和 B 超测量。

表 6-1　Beer 定量分类法

位置	腹直肌分离界定值
脐上 3cm	22mm
脐下 2cm	16mm
剑突处	15mm

表 6-2　Rath 定量分类法

位置	腹直肌分离界定值	
	＜ 45 岁	＞ 45 岁
脐上（剑突和脐连线的中点）	10mm	15mm
平脐	27mm	27mm
脐下（脐和耻骨连线的中点）	9mm	14mm

4. 超声测量法　超声检查测量数据精准，能准确分辨腹直肌与周围脂肪层组织的差异，测量数据准确，也有助于腹疝进行鉴别诊断。操作时患者采用仰卧的姿势，将超声探头横向放置在腹部腹白线上，在被检查者放松状态、呼气末分别测量两侧腹直肌内侧缘间距离，测出腹直肌分离的数值。

5.CT 或 MRI 检查　CT 具有辐射性，不能被妊娠妇女接受，而 MRI 的优势在于结果客观，安全无辐射，且重复性和可靠性较高，但两者费用均较高，相对超声检查而言，不是测量腹直肌最佳方案，但可用于协助判断腹壁疝。

三、腹直肌分离的康复

研究表明，产后腹直肌分离有一定程度的自然恢复过程。多数女性于产后 1 年内自行恢复，约 15% 患者在产后 1 年后仍持续存在，早期的康复治疗干预，可以促进产后分离的腹直肌恢复，减少腹直肌分离的发生。腹直肌分离的康复治疗方式有佩戴辅助工具、运动疗法、物理因子治疗和手法治疗等方法。临床应采用多学科协作、多途径及方法相结合进行康复治疗。

1. 佩戴辅助工具　产后穿戴束腹带、腹部绷带、塑形衣等可以对腹部起到束缚和固定的作用。有研究显示，以上辅助工具对腹直肌的恢复并无太多促进作用，反而会增加腹腔内压力，可能加重盆底功能障碍，目前不推荐产后长时间使用束腹带等工具。

2. 运动疗法　选择针对腹部肌群的训练，可以刺激腹部肌肉，增强肌肉的力量，从而缩短腹直肌的距离。进行锻炼前需进行盆底功能评估，若盆底肌力弱，进行腹肌锻炼时会增加腹压，进而影响盆底功能。运动训练中应避免仰卧起坐、卷腹等脊柱屈曲、旋转的动作，避免不合适运动方式可能导致的盆底功能障碍加重、腹直肌分离加重。

运动训练的总体原则是先加强腹部最深层肌肉——腹横肌的力量和控制训练，再锻炼腹直肌、腹内外斜肌等外侧肌肉群。常见的训练动作包括腹式呼吸、站姿收腹、跪姿收腹、跪姿伸腿和仰卧抬腿等。在进行腹部肌肉训练的同时，也应进行盆底肌训练。

（1）腹式呼吸训练　见产后腰痛的康复相关内容。

（2）站姿收腹　背对墙面站立，将上身靠在墙面（保持中立位），双脚与肩同宽，离墙面大约 30cm。吸气准备，呼气时收腹，感觉腹部贴近墙面；之后，吸气还原。每组 10 ～ 15 次，重复 2 ～ 3 组。

（3）跪姿收腹　四点跪姿，保持髋、膝、肩和腕关节垂直，脊柱中立位（图 6–20）。吸气时，腹部放松；呼气时收腹，感觉腹部向脊柱收紧；之后，吸气还原。每组 10 ～ 15 次，重复 2 ～ 3 组。

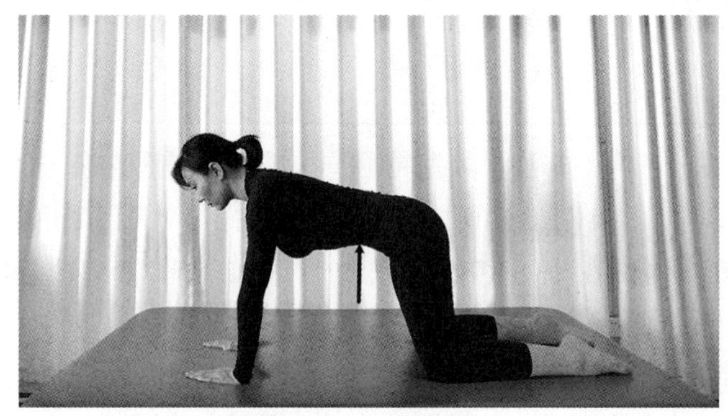

图 6–20　跪姿收腹

（4）跪姿伸腿　四点跪姿，保持髋、膝、肩和腕关节垂直，脊柱中立位（图 6–21）。吸气时准备；呼气时收腹，感觉腹部向脊柱收紧，同时将一侧腿向后伸直；再次吸气时不动，再次呼气时将腿慢慢还原到起始位置，完成 4 ～ 6 次，换另一侧腿重复。在能良好控制身体后，可交替伸腿，每条腿 4 ～ 6 次，重复 2 ～ 3 组。

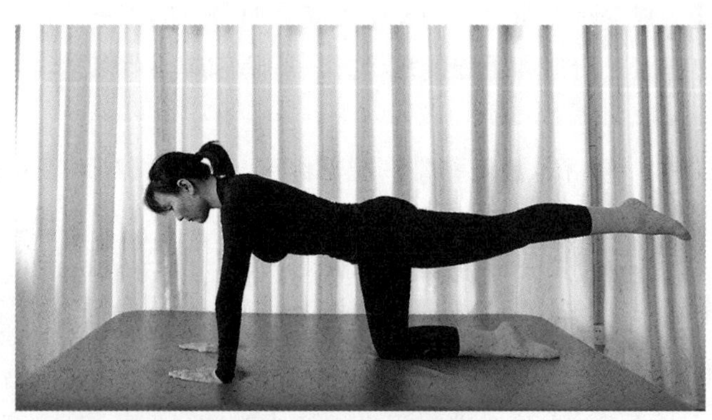

图 6–21　跪姿伸腿

（5）仰卧抬腿　仰卧位，下颌微收，一侧腿屈曲，使双手扶住一侧小腿，腰椎紧贴床面。吸气时准备；呼气时收腹，感觉腹部向脊柱收紧，同时将屈曲腿伸直，完成 4 ～ 6 次；之后换另一侧腿重复，完成 2 ～ 3 组。

3. 物理治疗　包括物理因子治疗和手法治疗等。常见的物理因子治疗为低频电刺激和电刺激配合手法治疗。

（1）电刺激　应用低频的电流刺激运动神经和肌肉的收缩，增强肌肉和神经的功能，治疗神经、肌肉疾病。治疗时，将电刺激仪电极片平整放置于脐周两侧腹直肌处，治疗频率 20 ～ 80Hz，脉宽 300 ～ 500μs，每次治疗 20 ～ 30 分钟，每天 1 次，共计 6 天。电流输出强度以患者耐受为标准。

（2）联合治疗　常见的联合治疗主要有神经肌肉电刺激联合针灸、推拿按摩、悬吊训练和核心肌群训练等。

4. 中医疗法　腹直肌分离在中医中属“筋经”范畴，可采用手法推拿按摩、针灸、药灸等中医疗法，改善血液循环和肌肉收缩功能，增强肌肉和韧带的弹性和收缩力，促进腹直肌功能的恢复。

5. 手术治疗　DRA 的常见手术方法有腹白线折叠术、腹壁重建术、网片修补术，以及近年来发展较快的腹腔镜下腹直肌修补术等。

四、腹直肌分离的健康教育

（一）妊娠期教育

在妊娠期，应告知孕妇预防腹直肌分离的方法。包括注意身体力学，保持正确的站姿和坐姿，避免骨盆前倾；学会和练习激活盆底肌和核心肌群的训练；学会和练习躯干动态控制等。

（二）分娩后教育

分娩后短期内应避免重体力劳动，避免提拿重物，避免做增加腹压的动作。学会自我检测腹直肌分离情况，在腹直肌分离的情况下，避免做仰卧起坐、卷腹、双腿抬高和平板支撑等动作。尽早介入产后康复治疗。

第四节　产后骶尾痛

一、产后骶尾痛概述

（一）定义

产后骶尾痛，指产后产妇骶尾部皮肤、皮下浅深筋膜肌肉、肌腱腱鞘、韧带、关节囊、滑膜囊、椎间盘及周围神经血管等组织的损害导致的骶尾部疼痛、活动障碍、肛门重坠感等。产后骶尾痛通过治疗后，一般预后良好，若未得到及时治疗，会反复出现疼痛，严重影响产妇产后的生活质量和身心健康。

（二）骶尾痛的流行病学

骶尾痛在普通人群中的患病率可达20%。由于女性骨盆及骶尾骨解剖等特殊原因，骶尾痛患者以女性多见，相关文献报道女性的发病率是男性的5倍左右。主要表现为产妇后倾坐位、起身、快速行走、穿鞋，甚至咳嗽、排便时疼痛加重，严重困扰患者的日常生活。

（三）病因和发病机制

产后骶尾痛的发病机制尚不明确，可能与以下因素有关。

1. 分娩因素 女性分娩时，由于胎儿过度挤压骶尾骨，可使骶尾骨周围的韧带、肌肉受到过度牵拉而损伤。

2. 激素影响 妊娠期妇女激素的分泌会使骶尾骨周围韧带相对松弛，骶尾关节活动度较产前明显增大，以利于分娩。研究发现，妇女分娩时尾椎关节会向后移30mm左右，如果孕妇分娩时胎儿头颅与妇女骨盆活动不协调，加之孕妇孕龄过大，导致激素分泌量不正常，骶尾部及骨盆周围肌肉韧带劳损退变，这些原因均容易造成分娩时韧带撕裂，骶尾关节后脱位而引起疼痛。

3. 产后劳损 孕妇产后因照顾婴儿，长时间维持某一姿势（如哺乳时长时间保持坐姿）。长期的坐位，会压迫骶尾部周围组织，导致骶尾部肌肉韧带紧张，骶尾部周围组织会发生粘连或纤维化，压迫附近的神经丛，导致产妇出现骶尾部不适，症状的加重减轻因素常常与劳累、休息、天气等因素密切相关。

4. 其他因素 尾椎先天性畸形，大多呈钩状，这种状态会引起周围肌肉、韧带呈现出高张力，会导致这些组织出现退行性变，引起疼痛。

（四）临床表现

1. 症状 仰卧，坐位或用力如厕时骶尾部出现隐痛、钝痛或灼痛，少数产妇疼痛可向下腰部、臀部、会阴部、大腿内侧放射。产妇在侧卧、站立时疼痛减轻。

2. 体征 局部有时可见肿胀，压痛、叩击痛明显。肛门指诊可触及压痛点和成角点。

（五）辅助检查

1. X线平片 X线检查可帮助判断有无骨折、脱位、骨质增生，可明确有无骶尾骨畸形。

2. CT和MRI 可判断是否有软组织损伤、神经受压、骶尾部关节过度活动或活动不足等。

（六）诊断要点

根据产妇病史、典型症状和体征，结合影像学检查，可明确诊断。

二、骶尾痛的评估

（一）残损评定

1. 骶尾部疼痛评估量表　目前尚无针对骶尾痛的评估量表，以国家中医药管理局《中医病证诊断疗效标准》与疼痛视觉模拟评分（VAS）为参考标准，制定骶尾部疼痛评估量表（附表 2）。最低分为 0 分，最高分为 100 分，分值越低，表示功能障碍越严重。

2. 骶尾部疼痛的测定　采用 VAS 对产妇治疗各时间点的疼痛程度进行观测并记录。分值 1 ～ 10 分。无疼痛为 0 分，极度疼痛为 10 分。

3. 骶尾部压痛量化指标　在治疗期间采用压痛仪对产妇感觉最明显的骶尾部痛点进行疼痛程度测定，记录产妇感到疼痛时的数值。根据压痛仪的压痛数值范围，自拟压痛级别，共 4 级。0 级：无任何压痛；1 级：轻度压痛；2 级：中度压痛；3 级：重度压痛；4 级：极度压痛。

（二）功能评定

可进行日常生活活动能力评定、改良 Oswestry 下背痛失能问卷表、腰痛（下背痛）Roland-Morris 腰椎功能障碍问卷。

三、骶尾痛的康复

（一）康复治疗目标

1. 急性期　改善局部血液循环，促进炎症消散，减轻或消除疼痛。

2. 恢复期　恢复骶尾关节稳定，强化骶尾部肌力；提高日常生活能力；帮助产妇进行心理调整和生活模式修正。

（二）康复治疗方法

针对产后骶尾痛的产妇，保守治疗为首选方法，对保守治疗无效者，再行手术治疗。

1. 物理因子治疗　包括电疗、中药离子导入、红外线照射等，可以减轻骶尾痛产妇的临床症状，理疗的主要作用机制是促进炎症介质的吸收、修复损伤组织、改善骶尾部局部的血液循环，缓解疼痛和改善活动障碍。

2. 手法治疗

（1）肛门内复位按摩　产妇取侧卧位，双下肢屈曲以显露肛门周围，治疗师用戴手套的右手食指插入产妇肛门内，到达尾骨、骶骨下部，施行按摩推拿等操作。在治疗时，要注意产妇隐私保护，手法要做到轻柔和缓，一般每周宜行 2 ～ 3 次。

（2）推拿治疗　①骶尾部及其周围部位的放松：一手扶在床边，另一手小鱼际或大拇指轻轻按揉骶尾部，以透热为度。再以尾部为中心，向周围分别推揉弹拨腰部、臀部和股内侧及后面，使其放松。②骶尾部手法：术者站于产妇臀后，单掌抵住产妇骶尾部，手臂与脊椎在同一矢状面，且与床面（水平面）成 0° ～ 30°，单掌用力抵住骶尾部并震颤，使力随颤动沿脊椎向上传导，另一只手拇指同时点按委中、委阳、太溪等穴，以舒缓经脉，减轻疼痛。

3. 中医传统疗法

（1）中医熏洗疗法　有行气活血、舒筋通络、消肿止痛的功效。采用威灵仙、千年健、苏木、宽筋藤、荆芥、透骨消、海桐皮、独活、钩藤各 30g，红花 20g，加水约 2500mL，煎煮 20 分钟，离火去渣，先熏患处，待水温降至不烫时，再用药液浸洗患处，边洗边轻揉，时间 30 分钟，每日两次，疼痛甚者每日 3 次，每剂药用两天，洗两剂药为 1 个疗程。

（2）针刺疗法　根据穴位的近治作用，取骶尾局部的会阳穴，向内斜刺，行捻转泻法，留针 45 分钟，其间每隔 5 ～ 10 分钟行针 1 次，每日 1 次，5 次为 1 个疗程，并辅用灸法以加强温通经络作用，改善局部血液循环，可起到“通则不痛”的治疗作用。

4. 其他疗法

（1）局部封闭　对骶尾部周围压痛敏感点注射 1% 利多卡因 5mL 和曲安奈德 5mg。有止痛解痉、改善营养、促进炎性渗出物吸收和组织修复的作用。

（2）药物　口服或外用非甾体抗炎类药物，起消炎镇痛的作用。

（3）神经疗法　交感神经节阻滞、射频神经节消融术。

（4）手术疗法　常用内固定和切除尾骨两种治疗方法。

四、骶尾痛的注意事项和家庭宣教

产后骶尾痛由多种因素造成，对于一些病情轻的产妇，往往可以自愈。对于症状严重的产妇，经过治疗后，预后良好，不会影响产妇的生活质量。

预防产后骶尾痛的措施，主要有以下几点：①保持大便通畅。②注意卧床休息。③坐位时，使用圆形（“甜甜圈”）坐垫或楔形（尾骨）坐垫，避免局部受压。④患处可热敷或坐热水浴。⑤保持心情舒畅。

第五节　桡骨茎突狭窄性腱鞘炎

一、桡骨茎突狭窄性腱鞘炎概述

（一）概念

桡骨茎突狭窄性腱鞘炎是由于长期慢性劳损或急性外力损伤导致的桡骨茎突部的无菌性炎症改变。临床表现为局部疼痛及功能障碍，可触及隆起或硬结。该病为临床常见病，孕期、产后哺乳期妇女为好发人群。因孕妇在妊娠过程中，由于肢体的水肿使原本相对狭窄的腱鞘空间受到进一步压缩，加之产后长时间怀抱婴儿，使症状更为突出。若时间过久，则会进一步造成腱鞘肥厚的现象，此时在腕部拇指侧近端可摸到一突出肿块。该病发病率较高，女性患者约为男性患者的 6 倍。

（二）病因

桡骨茎突部有一窄而浅的骨沟，沟面覆以腕背横韧带，形成一个骨纤维性鞘管，构成腕背第一腱鞘间隔。拇长展肌腱和拇短伸肌腱通过此鞘管后，折成一定的角度，分别止于第一掌骨和拇指近节指骨，肌腱滑动时，产生较大的摩擦力。当拇指和腕部活动时，此折角加大，从而更增加了肌腱与鞘管壁的摩擦，长此以往可发生腱鞘炎，致使鞘管壁变厚，肌腱局部增粗，逐渐产生狭窄症状。尤其拇长展肌腱，参与拇指的对掌运动，活动较多，对发病的影响较为显著，因为女性的肌腱折角大，所以发病率较男性高。某些情况下，鞘管内有游走的肌腱（多为伸肌腱），这种解剖变异亦可产生狭窄性腱鞘炎的症状。

（三）临床表现与诊断

1. 一般症状　本病起病缓慢，主要表现为桡骨茎突部局限性疼痛、隆起；拇指活动受限。

2. 局部症状　检查时桡骨茎突处有轻度肿胀，局部压痛明显。有时可在局部触及一硬结，或在拇指外展时有摩擦感和摩擦音，少数可有弹响。芬氏征（Finkelstein）阳性，即拇指内收屈曲，其他四指握拇指于掌心，此时将腕关节向尺侧偏倾，桡骨茎突处产生剧烈疼痛即属阳性，为本病的特有体征。

3. 临床诊断与鉴别　诊断根据患者的主诉症状与体征，患者手指疼痛、弹响、绞锁、掌指关节掌侧压痛，硬性结节等，即确诊。

此疾病须与手指外伤后掌指关节韧带损伤、半脱位、绞锁或骨性关节炎相鉴别。韧带损伤及半脱位多有明显外伤病史，韧带损伤可有关节侧方应力试验阳性表现，而半脱位及关节绞锁多表现为关节弹性固定；骨性关节炎在影像学检查上可见到骨赘、软骨破坏、退变硬化及关节间隙改变等征象。

二、桡骨茎突狭窄性腱鞘炎的评估

（一）残损评定

1. 疼痛评定 临床上最常采用的是视觉模拟评分法（VAS）。

2. 上肢肌力和腰腹肌肌力评定 可采用徒手肌力（MMT）检查法对拇外展肌群、屈拇肌群、伸腕肌群和屈腕肌群肌力进行评估。

（二）功能评定

1. 腕关节功能评定 主要采用 Mayo 评分法（附表 3）进行评定。

2.ADL 评定 常用改良 Barthel 指数评定法。

三、桡骨茎突狭窄性腱鞘炎的康复

该病康复治疗方法较多，主要为非手术治疗和手术治疗，具体方法如下：

（一）非手术疗法

主要适用于症状较轻的或早期病例。

1. 局部封闭 氢化可的松 5mg 或曲安奈德 10mg 加 2% 利多卡因 2mL 混合液作鞘内注射，临床效果确切，类固醇类药物可促进水肿消退、炎症吸收、防止粘连，有消炎镇痛作用。操作时应使患肢中立位，保持腕关节尺偏，碘伏消毒后成 30° 进针达腱鞘内少许，缓慢推注液体 1 ～ 2mL，可见鞘管内充盈呈条索状隆起后拔针，按压轻揉 3 分钟，以利于药液均匀扩散在鞘管内，每周 1 次，注射 3 次。类固醇的应用应严格掌握其适应证及注射手法，严重的高血压、糖尿病、骨质疏松及妊娠期妇女均慎用或禁用。

2. 针灸治疗 取患侧阳溪、合谷、列缺、阿是穴针刺 0.3 ～ 0.5 寸，针刺用补法，每日 1 次，6 次为 1 个疗程。针灸对桡骨茎突狭窄性腱鞘炎具有较好的止痛效果，可以替代局部封闭治疗。

3. 外敷药物及支具外固定治疗 主要药物有扶他林膏、云南白药膏、王不留行、桂枝芍药知母汤等，采用药物外敷加支具固定的方式治疗桡骨茎突狭窄性腱鞘炎，可以限制肌腱与鞘管壁的摩擦，使炎症容易吸收，有利于肿胀的消除，主要用于早期发病及轻度疼痛患者，优点是痛苦小、精神负担轻，缺点是治疗时间比较长，易造成皮肤过敏。

4. 推拿按摩 主要通过手三里、偏历、阳溪、列缺、合谷、阿是穴等穴位的揉、㨰、擦、点等一套按摩手法进行治疗，可以疏通局部阻滞经络筋膜的粘连、放松肌肉、解除肌肉痉挛，逐渐恢复腕关节功能。

5. 针刀治疗 桡骨茎突掌侧缘骨嵴最高点进针，直刺入皮下，将刀头垂直探入，使针刀抵住腱鞘表面，沿肌腱走形由近及远作纵行切割，切割至阻力感消失，拇指活动自如为松解成功。针刀治疗可以松解组织粘连、消除硬结条索、减轻组织卡压、改善血液循环、促进炎症消退，有消炎、镇痛的作用。

（二）手术治疗

保守治疗效果不理想，病程较长，对保守治疗失去信心的患者，手术治疗有治愈率高、复发率低、疗程较短的优点。可采用小切口皮内缝合治疗桡骨茎突狭窄性腱鞘炎。

四、桡骨茎突狭窄性腱鞘炎的健康教育

该病为腕及手部的慢性劳损性疾病，特别是产后妇女因骤然增加手部及腕部的劳动强度诱发该病，如反复做伸、屈、捏、握等操作，应注意劳动量适当，避免强力劳动，避免冷水刺激，避免长时间抱持婴儿、物品及大量拧洗衣物等。连续长时间工作后，应轻柔手指、手腕，放松肌肉、肌腱组织，可有效缓解手部酸痛。但应避免反复按揉刺激患处，避免加重肿胀和疼痛。保持正确坐姿，尽量让双手平衡，手腕能触及实物，不要悬在半空，劳动时戴护腕，可使腕部的受力点分布均匀，适当地减少拇指活动，可减少该病的发生。

第六节　产后足跟痛的评估和治疗

一、产后足跟痛概述

（一）病因与影响因素

产后足跟痛（postpartum heel pain）作为一种常见的产后肌骨系统功能障碍，其发病机制复杂，常见的病因为足底筋膜炎、跟骨骨刺及足跟处软组织病变等，其中足底筋膜炎尤为突出。足底筋膜炎是足弓结构或力学异常引起足底筋膜跟骨止点的反复微损伤及退变，其病理改变无炎症细胞存在。它是一种自限性疾病，80%～90%的患者经过10个月症状缓解。

产后足跟疼痛通常始于妊娠期间，并可能延续至产后。这一症状多在妊娠中晚期出现，既往的疼痛病史被认为是其潜在的风险因素。妊娠期间，女性体重显著增加，导致足弓与地面接触面积扩大，足底压力增加，进而引发足部不适。此外，体重增加、重心向足后部转移，以及妊娠激素（如松弛素、孕酮及雌二醇）的水平升高，均会影响韧带结构，导致足弓韧带松弛和足弓高度降低。足弓高度的降低不仅导致足部过度内旋，还会影响足部减震策略、增加膝关节负荷、改变下肢动力链及步态模式，进而引发足部、膝盖和臀部的疼痛。另外，关节活动度和肌肉力量的变化也被认为是足跟痛的影响因素。

（二）临床表现

1. 晨起下地或长时间不负重，第一步走路时足跟疼痛。
2. 足跟前内侧有压痛。
3. 足背屈受限，跟腱紧张。
4. 可能出现跛行，或者更倾向于用脚尖走路。
5. 在偏硬地面上赤脚行走或爬楼梯时，疼痛通常会加剧。
6. 许多患者在症状出现前可能突然增加了活动量。

二、足底筋膜炎的评估

1. 主诉与病史 患者就诊时常诉足底久站或行走后疼痛，以晨起下地行走最明显，活动片刻后稍缓解，疼痛多位于跟骨内侧结节处，按压时疼痛加剧。此外，既往被诊断为足底筋膜炎的患者常出现后足跟疼痛。在一些严重的病例中，疼痛可向近端放射。因此，询问患者的疼痛部位及疼痛发作时间，有助于缩小诊断范围。还应询问患者有无足部外伤史，尤其急性发病者，此时需考虑患者是否存在跟骨骨折或足底筋膜破裂。此外，应询问患者职业史，特别是与负重相关的职业经历，有助于医生更准确地评估足底筋膜炎的病因和严重程度。

2. 查体

（1）触诊足底内侧跟骨结节（足底筋膜近端附着点）时，疼痛重现。

（2）足和脚趾被动背屈时疼痛重现。

（3）进行 Windlass 试验（图 6–22），受试者仰卧位，下肢自然伸直。试验者一只手先使受试者的踝关节处于 90° 中立位，另一只手使受试者的第一跖趾关节背屈，诱发出疼痛即为阳性。该检查也可以在双足负重时进行。

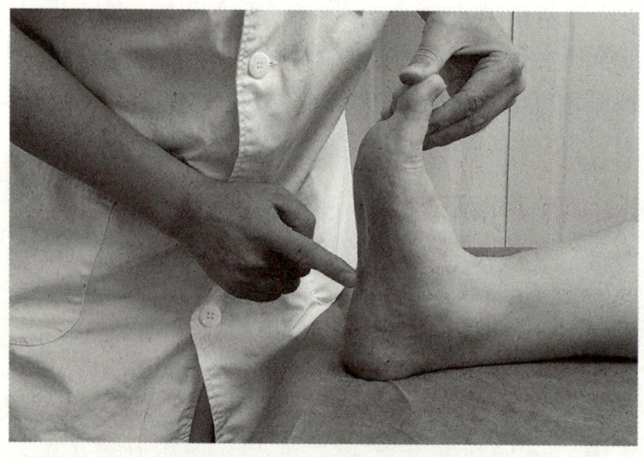

图 6–22 Windlass 试验

（4）检查跟腱是否紧张、有无扁平足或高足弓。

3. 影像学检查　足底筋膜炎的诊断一般不需要影像学检查。但如果病史或查体提示有其他损伤或情况，或患者在合理时间后仍未好转，可考虑进行 X 光或超声检查。超声下足底筋膜增厚和肿胀，是足底筋膜炎的典型特征。如果患者在较长时间内对保守治疗没有反应，那么可考虑安排磁共振成像（MRI）来评估是否有撕裂、应力性骨折或软骨缺损。

4. 步态分析　在妊娠期，为保持平衡、保障行走安全及避免不适，女性步态生物力学会发生一系列适应性变化。鉴于步态改变与产后足底筋膜炎之间的相关性，将步态分析纳入评估显得至关重要。评估步态变化时，可采用以下观察法：观察踝关节是否有跖屈、背屈及内外翻情况，足蹬离动作是否充分；观察步行周期中何时出现疼痛。也可采用足印法，如有条件，可使用步态分析系统进行定量分析。

5. 足部相关评定量表　在康复工作开展前及进行过程中，可结合使用具备高信度的评定量表，如美国骨科足踝协会（AOFAS）评分量表、足踝能力评估量表（foot and ankle ability measure，FAAM）、足功能指数（foot function index）、视觉模拟量表（VAS），来详细记录并评估患者的功能障碍及活动受限情况。

三、足底筋膜炎的治疗

患者教育对干预足跟痛至关重要。应教育患者穿有足弓支撑的鞋；避免过度运动，减少疼痛激惹的频率；教会患者牵伸下肢肌肉的方法；明确居家运动干预的必要性；肥胖患者应控制体重。

治疗原则上，应根据患者的年龄、病变程度等，采取阶梯化及个体化治疗方案，最终达到缓解疼痛并改善下肢生物力学异常的效果，从而提高患者的生活质量。

（一）物理疗法

1. 急性期康复　缓解疼痛；在允许活动范围内，保持其活动能力；避免过度活动。

（1）PRICE　即 protection 保护，rest 休息，ice 冰敷，compression 加压，elevation 抬高。

（2）手法治疗　足底筋膜软组织松动；对距小腿关节、距下关节、跗跖关节、跖趾关节等实施关节松动术，以改善足踝的关节活动度及踝泵运动；牵伸足底筋膜、腓肠肌、比目鱼肌。

（3）运动疗法　在无痛或少痛范围内，进行踝泵运动。

2. 亚急性康复　缓解疼痛；维持关节活动度；避免肌肉萎缩。

（1）手法治疗　可继续急性期的手法治疗。

（2）物理因子治疗　蜡疗、冷疗、中频电疗、高频电疗、超声波疗法等。

（3）运动疗法　肌力训练（小腿三头肌肌力训练、足底肌力训练）、功能性训练（包括本体感觉训练、神经肌肉再教育及步态矫正）。

（4）贴扎　使用硬性贴布（白贴或雷克贴布）进行抗旋前贴扎（图 6-23、图

6–24）；或使用肌内效贴（图 6–25）进行贴扎。

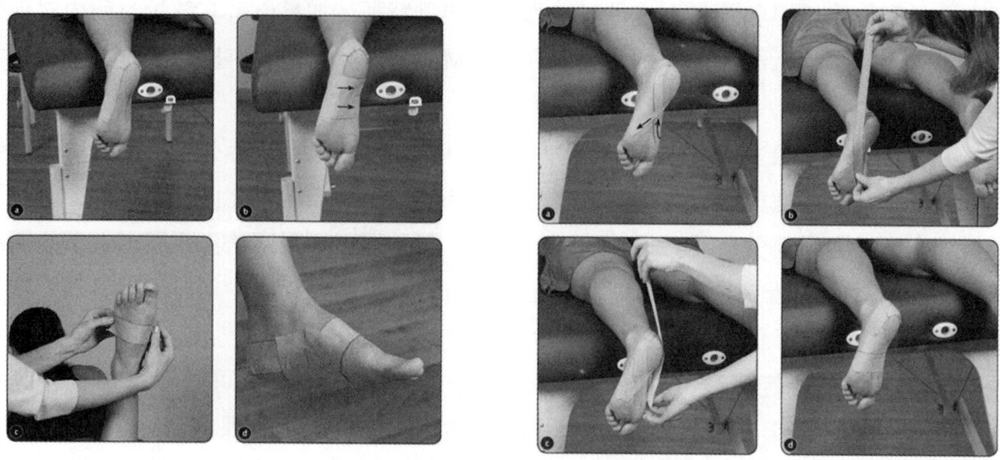

图 6–23　雷克贴布 Low Dye 贴扎

图 6–24　雷克贴布 Cross X 贴扎

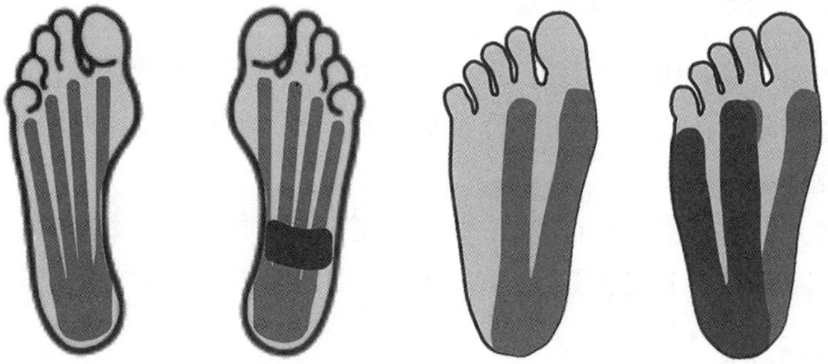

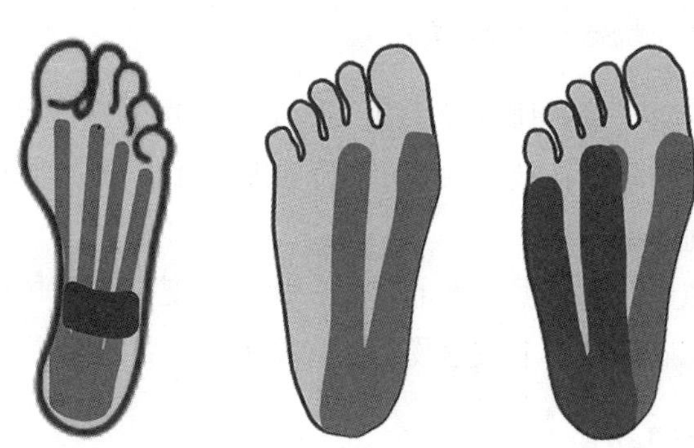

图 6–25　肌内效贴贴扎示例

（5）辅助器具　足部矫形器或矫正性鞋垫可以为内侧足弓提供支撑、给足跟提供缓冲；使用夜间夹板，有助于减轻晨起行走的疼痛。

3. 稳定期康复　亚急性期的康复方法可在该阶段继续进行。稳定期康复以肌肉靶向性训练为主，主要包括以下几个方面：

（1）下肢肌力训练　结合肌筋膜松解，先激活肌肉，再进行主动 – 抗阻肌力训练，并注意循序渐进地加强离心运动。

（2）本体感觉训练　使用平衡垫、BOSU 球、弹力带、Bobath 球、S–E–T 悬吊系统等进行本体感觉训练，增强身体整体的灵活性、平衡性及协调性。

（3）核心稳定性训练　核心稳定性训练可以有效提高下肢动态姿势控制能力，特别是在承重反应期，良好的核心控制和下肢运动姿态控制，可减少足部旋前的趋势，改善患者缓冲和吸收负重压力的能力。

（二）其他治疗方法

1. 皮质类固醇局部注射　这是国内临床门诊应用最普遍且短期疗效显著的方法，但是越来越多的高质量随机对照研究表明，局部激素封闭治疗的中远期（6～12 个月）效果较差且并发症较多。

2. 富含血小板血浆（PRP）注射　富含血小板的血浆取自患者自身血液，并在超声引导下，通过针刺技术注射，以缓解疼痛并促进组织的修复和再生。目前大量临床研究表明，PRP 对于髌腱病、肱骨外上髁炎、足底筋膜炎等肌腱疾病有着较好的修复作用。

3. 体外冲击波疗法（ESWT）　该疗法将高压声波传递到足底筋膜，以促进血液循环，加速身体的自然愈合过程。

4. 针刺疗法　常选取大钟穴、复溜穴、商丘穴、局部阿是穴进行针刺，根据患者情况，可结合电刺激。

5. 内镜下足底筋膜切开术　手术通常作为最后的治疗选择，适用于那些至少经过 6～12 个月的非手术治疗却未见明显效果的患者。手术常见并发症包括神经损伤、足底筋膜的破裂及足弓扁平化。

第七章　其他特殊问题的产后康复

学习目标

1. 掌握　产后乳房常见问题的管理。掌握产后心理功能障碍的康复评估和康复方法。掌握产后运动设计原理和运动指导方法。

2. 熟悉　产后乳房常见问题的类型和临床表现。熟悉产后心理功能障碍的病因及表现。

3. 了解　产后便秘的康复评估和干预。

第一节　产后乳房常见问题的管理

一、产后乳房常见问题

（一）乳头扁平或凹陷

乳头扁平或凹陷，是指乳头未突出于乳晕平面或者是凹陷低于乳晕平面以下，呈火山口状，是一种较为常见的乳头畸形，总发生率为 1% ～ 3% ，是导致母乳喂养困难的重要原因之一。

乳头扁平或凹陷临床分为 3 种类型，即Ⅰ型为有部分乳头凹陷，乳头颈存在，能够轻易地用手挤出内陷的乳头，且与常人无异；Ⅱ型为乳头已经完全凹陷在乳晕当中，但可用手挤出乳头，乳头较正常小，多半无乳头颈部；Ⅲ型为乳头完全在乳晕下方，无法用手将内陷的乳头挤出。乳头凹陷产妇通常伴有乳头回缩等问题，婴儿吮吸乳头极为困难，常导致早期哺乳难以有效完成，产妇出现焦虑、抑郁，更加重了母乳喂养的困难。同时，婴儿无法有效吮吸出乳汁，可导致乳房过度充盈，诱发乳腺炎。

（二）乳头皲裂

乳头皲裂，是产后常见乳房疾病之一，临床表现为乳头表面皮肤出现裂口，严重可出现皮肤破溃出血。常见乳头皲裂的原因有以下几个方面：产后外溢乳汁侵蚀乳头，没有及时进行清理，导致乳头发生糜烂；因乳头内陷、过短或者缺乳，使婴儿吮吸困难，吸乳时用力太大损伤乳头；授乳方式不当，婴儿在含接时姿势不正确，只含接乳头，未含接大部分乳晕，乳头皮肤比较娇嫩，承受不了婴儿饥饿时用力吸吮的刺激；过度清洁，用肥皂、酒精等刺激物清洗乳头，造成乳头过于干燥，容易发生皲裂。乳头皲裂导致产妇哺乳时疼痛难忍，以致影响正常哺乳而造成乳汁淤积或乳汁分泌减少，亦可因细菌自裂口侵入而发展成化脓性乳腺炎。

（三）乳房生理性肿胀

乳房生理性肿胀，是指产后 3 日内，因淋巴和静脉充盈、乳腺管不畅，乳房逐渐胀实、变硬，触摸乳房时有坚硬感，并有明显触痛，可有轻度发热，一般于产后 1 周乳腺管通畅后自然消失。常见原因为产后哺乳延迟或未及时排空乳房。

（四）乳汁不足

指产后乳汁分泌过少或产后无乳，是哺乳期女性的常见病。导致产妇缺乳的原因很多，如产妇营养摄入不足或消化系统功能障碍；乳腺先天性发育不良；内分泌失调（如催乳素分泌不足）；缺乏婴儿强力地吸吮及规律地排空乳汁，乳房刺激不够；产妇精神不佳，失眠、过度劳累、焦虑等情绪波动；药物影响，如避孕药、阿托品、利尿脱水剂及消导药（麦芽、神曲等）等均可减少乳汁分泌。

（五）乳汁淤积

乳汁淤积为常见产后乳房疾病，主要表现为排乳不畅，乳房局部表面微红、有压痛，乳内肿物硬结疼痛，体温略有升高，一般不超过 38℃。常见原因有：哺乳不当，如初产妇未掌握正确的哺乳技巧、哺乳姿势不正确、断奶不当均易导致乳汁排出不畅；乳房局部病变或异常、乳头及乳管发育畸形、乳头凹陷，致使婴儿吸吮费力，造成乳汁淤滞，或乳头皲裂哺乳时疼痛，产妇拒绝哺乳；不良饮食习惯、负面情绪影响致使乳汁分泌不畅。上述各种原因导致乳腺导管不畅，乳汁排出障碍而淤积于乳房，乳腺因受外力挤压，部分腺管充血、水肿，出现乳房胀痛、结块，如治疗不及时，将引发急性乳腺炎，甚或形成乳腺肿块，继发感染后病情恶化可致乳腺脓肿。

（六）急性乳腺炎

急性乳腺炎是常见的乳腺感染性疾病，好发于哺乳期妇女。以初产妇为多见，发病多在产后 3 ～ 4 周。主要表现为乳房结块，局部红、肿、热、痛，若炎症继续发展，疼痛加剧，呈搏动性，产妇可有寒战、高热，患侧腋窝淋巴结肿大，有压痛，白细胞计数明显增高。常见原因有以下几个方面：乳汁淤积、排乳不畅或乳头皲裂破损使细菌侵入乳腺组织而导致感染。常见的致病菌为金黄色葡萄球菌或溶血性链球菌。乳腺炎的发生会一定程度影响产妇的心理状态，使产妇产生焦虑、抑郁。

二、常见问题管理

（一）常规护理

1. 健康宣教

（1）早接触、早吸吮　产妇分娩出胎儿后，除健康状况不允许者，均应在 30 分钟～ 1 小时内让婴儿与孕妇进行接触，让婴儿尽早吸吮，熟悉母乳的味道，早吸吮可使产妇体内催乳素浓度达到最高，可以促使子宫收缩，使产后子宫出血率减少。

（2）正确哺乳　原则是按需哺乳。哺乳前选择舒适体位，坐式与环抱式是常见的喂养姿势。采取坐式哺乳时，在腿上放一个枕头，在旁边放一条板凳，一只脚踩，将婴儿头颈部用手固定在肘部。先柔和地按摩乳房，刺激泌乳反射；将乳头触及婴儿口唇，待婴儿口张大、舌向下的一瞬间，迅速将全部乳头和大部分乳晕轻柔放入婴儿口中。每次哺乳应两侧乳房交替进行，一侧喂空后，再喂另一侧。哺乳结束时，示指轻压婴儿下颌，避免在口腔负压下强行拉出乳头，造成疼痛、损伤。如乳汁充足婴儿吸不完时，多余乳汁应通过手挤或用吸乳器及时吸出，以免乳汁淤积影响分泌，可预防乳腺管阻塞及两侧乳房大小不等情况。

2. 卫生护理　母乳喂养前后，要用温水清洁乳头与乳晕，哺乳后可留 1 滴乳汁均匀涂在乳头处，防止乳头皲裂及感染。避免接触刺激性物品，禁止使用酒精、香皂之类化学用品擦拭乳头，否则乳头会发生干裂。如孕妇皮脂腺分泌旺盛，可使用消过毒的植物油涂抹在乳头上去除积垢，再使用温水冲洗。

3. 饮食指导　指导产妇合理饮食。早期适宜食用清淡、易消化的食物，不可迫切地催乳，避免早期过多泌乳而引发急性乳腺炎。产后 3 天，可适当增加促泌乳食物，但要禁止食用高脂、高盐或刺激性食物。倡导产妇多饮水，多食高纤维食物，每日膳食有足够的蔬菜与水果，预防便秘发生。

4. 生活起居指导　哺乳期使用棉质乳罩或专用哺乳文胸，大小适中，避免过松或过紧。适当活动，保证充足的睡眠与休息，保持良好的情绪。

（二）异常情况护理

1. 乳头扁平或凹陷

（1）孕期监测，早期干预　重视产前检查，常规性乳房检查，及时发现乳头凹陷并给予指导和处理。

（2）配置乳头罩　从妊娠 7 个月起佩戴，对乳头周围组织起到稳定作用。柔和的压力可使内陷的乳头外翻，乳头中央小孔保持乳头持续突起。

（3）改变喂奶姿势和方法　经常改变喂奶姿势有利吸吮，在婴儿饥饿时可先吸吮平坦一侧，可使用假乳套训练婴儿含住乳头，也可利用负压吸引的作用使乳头突出。

（4）自我按摩手法　①乳头伸展练习：将两拇指平行放在乳头两侧，慢慢地由乳头向两侧外方拉开，牵拉乳晕皮肤及皮下组织，接着将两拇指分别放在乳头上下两侧，将乳头向上、下纵行拉开，每次 15 分钟，每日两次；②乳头牵拉练习：用一只手托乳房，另一只手的拇指、中指和食指抓住乳头向外牵拉，重复 10 ～ 20 次，每日两次。

2. 乳头皲裂　轻者可以继续哺乳，重者暂停哺乳。哺乳时先吸吮健侧乳房，如果两侧乳房都有皲裂，先吸吮较轻一侧，哺乳前先热敷、按摩乳房，先挤出少量乳汁使乳头变软，容易被婴儿含接。一定注意让婴儿含住乳头及大部分乳晕，增加哺乳次数，缩短每次哺乳时间，并经常变换哺乳姿势，以减轻用力吸吮对乳头的刺激。哺乳结束时，轻轻按压婴儿下颌，待其张口时抽出乳头，避免强行拉出乳头，以防乳头损伤。每次哺乳后，挤出一点乳汁，涂抹在乳头及乳晕上，短暂暴露使乳头干燥，能起到修复表皮的作用。疼痛严重者，可用乳头护罩哺乳或用吸乳器及时吸出乳汁，以减轻炎症反应，促进裂口愈合。如果裂口经久不愈或反复发作，轻者可涂小儿鱼肝油滴剂，但在哺乳时要先将药物洗净，严重者应去医院处理。

3. 乳房胀痛

（1）尽早哺乳　于产后半小时内开始哺乳，促进乳汁畅流。

（2）外敷乳房　哺乳前热敷，可用 45℃的温水或中药浸泡毛巾，热敷乳房，促使乳腺管通畅。在两次哺乳间乳房冷敷，减轻局部充血肿胀。

（3）按摩乳房　哺乳前按摩乳房，从乳房边缘向乳头中心按摩，可促使乳腺管通畅，减少疼痛。先用热毛巾对乳房进行热敷，确保乳房被全部覆盖，持续时间为 10 ～ 15 分钟；之后让产妇保持半卧位，用手轻轻对乳房进行按压，持续两分钟；之后用右手食指、中指和无名指的指腹进行按摩，从乳房根部按照螺旋式按摩直到乳晕处；之后从乳房根部开始向乳头方向进行牵拉式的按摩，持续 3 ～ 5 分钟，按摩过程中应尽量与产妇保持沟通交流，确保其能够耐受；最后将双手食指放于乳晕处，托住产妇的乳房并向胸壁方向轻轻挤捏，持续 3 ～ 5 分钟。之后选取膻中、乳中、乳根、肩井和少泽等穴位进行按揉，按揉时间为每个穴位 1 分钟。

（4）佩戴乳罩　产妇穿戴合适的具有支托性的乳罩，可减轻乳房充盈时的沉重感，也可促进静脉及淋巴回流，减轻肿胀、疼痛。

（5）服用药物　必要时遵医嘱口服维生素 B_6 或散结通乳的中药如蒲公英、通草熬水代茶饮。

4. 乳汁分泌不足

（1）指导正确哺乳　鼓励按需哺乳、夜间哺乳，增加喂养次数。

（2）调摄情志　关心产妇心情，对其生产后的负面情绪进行疏解，嘱咐其心情要保持愉悦、轻松，不急躁、不焦虑，保持良好的心态。

（3）调节饮食起居　保证有充足的睡眠，服用促进乳汁分泌的食物。

（4）乳房按摩　产妇取半卧位，先使用热毛巾热敷双侧乳房后，涂抹适量润肤油。

治疗者双手清洁消毒后，先使用指腹对乳房四周皮肤进行环形按摩，之后一手托住乳房，另一手四指张开沿乳房底部边缘向乳头方向轻推，并使用大小鱼际肌轻轻拍打，使乳房震动 5 分钟。最后取乳根、膻中、中府、合谷和少泽等穴位进行揉、推、按刺激，每穴每次按摩 1 分钟，每日早晚各按摩 1 次。

（5）中药催乳　给予中药方剂催乳。中药处方可根据产妇症状情况，进行辨证论治加减，如气血亏虚加白术及党参各 15g，痰湿壅阻加丝瓜络及鸡内金各 10g，肝气郁结加柴胡及青皮各 8g。

5. 乳汁淤积

（1）指导产妇正确的哺乳方法和乳房护理　专业护理人员应在产妇出院前教会家属正确的哺乳方法，哺乳时尽量确保乳汁吸尽，掌握哺乳技巧，强调如何护理乳房，包括热敷、正确的按摩和挤奶方法，乳汁不足者，指导其合理膳食、按需哺乳及正确的哺乳方法。

（2）电动吸乳器　根据乳房和乳头的大小，选择合适的吸乳护罩，将乳头置于吸乳罩中心，选择喷乳模式或吸乳模式，吸力逐渐增加，以产妇感到稍微有些不适但不引起疼痛为宜。通过电动吸乳使乳腺管通畅，帮助排空乳房，减轻乳胀痛苦，达到治疗乳房胀痛的目的。

（3）物理因子治疗　采用物理因子如紫外线、超短波、激光、红外线等治疗发光仪照射患处以达到治疗目的。物理因子治疗具有加快炎性渗出物吸收，刺激机体防御功能，增强白细胞吞噬功能的作用，从而达到消炎、止痛的目的，在哺乳期乳汁淤滞时，运用较为广泛。

（4）针灸治疗　具有理气散结，宣通乳络的功效。临床可根据症状、部位选穴，也可辨证选穴或两者结合。临床常用穴位包括缺盆、气户、库房、屋翳、膻中、乳中、乳根、期门、肩井、膈俞、肝俞、脾俞、胃俞、少泽、太冲等。

（5）手法治疗　乳房按摩可促进血液循环，促进乳汁的分泌，使乳汁量增加。手法治疗每天 1 次，每次治疗 15 ～ 20 分钟，3 天为 1 个疗程。具体操作如下：

1）第一步，局部推拿　①乳周按摩：四指指腹或掌根环形轻摩、揉按乳房周边皮肤 1 分钟，五指相撮以指腹轻轻抓揉乳房 10 ～ 20 次，然后以手掌托住乳房轻轻振抖 1 分钟，自上而下直推胸 10 遍，分推膻中至乳头 10 遍，然后左手托住乳房，右手四指分开成梳子状，顺乳腺导管的生长方向，从乳房根部向乳头方向轻拉 1 ～ 2 分钟。②乳头按摩：压迫法，一手向上托住乳房，另一手拇指、食指、中指抓住乳头、乳晕处向中心部分轻压；纵向按摩法，以拇指、食指、中指抓住乳头、乳晕处，由乳晕上方朝下轻轻地边拉边揉 3 ～ 4 次；横向按摩，一手向上托住乳房，另一手拇指、食指、中指抓住乳头、乳晕处横向轻轻揉捏；伸展练习，将两拇指平行放在乳头的两侧，慢慢地由乳头向两侧外方拉开，牵拉乳晕皮肤及皮下组织，使乳头向外突出，再将两拇指分别放在乳头上、下侧，由乳头向上、下纵行拉开。

2）第二步，全身推拿 ①起始手法：患者取仰卧位，医者自上而下推抹胸骨 10 遍，分推膻中至乳中 10 遍；②单掌摩腹：以掌部着力，沿中脘－左天枢－关元－右天枢的顺序做环形摩动，紧摩慢移，每次两分钟，以健脾运胃，舒畅气血，调理气机；③拿肩井：拇指放于肩后部肩胛冈上方，其余四指放于缺盆穴上方，将拇指与食、中指相对用力，做缓和而连贯的捏揉动作，操作两分钟，以通调全身气血，促进泌乳；④按揉穴位：用手指点揉乳头及乳上、下、左、右 4 个部位，中指或拇指按揉缺盆、膻中、乳中、乳根、气户、库房、屋翳等穴位。肝郁气滞型，取双侧肝俞、膈俞、期门、少泽、太冲；气血虚弱型，取中脘、气海、关元及双侧脾俞、胃俞、足三里，每穴可揉 3 次、点 1 次，循环操作 3 遍。

（6）中医药内服或外治 可根据中医辨证施治的理念，选用中医药内服或外用。常用中药有蒲公英、金银花、天花粉、赤芍、生地黄、青皮、柴胡、陈皮、益母草、王不留行、山楂、路路通、当归、党参、川芎、木通、香附等。此外，中药内服所剩余药渣可复煎取汁熏洗、热敷双侧乳房。

6. 乳腺炎 一旦出现乳腺炎，应及时就医，同时选择有效的抗生素控制感染。乳腺炎重在预防和及时处理。

（1）重在预防 产前注重孕期监测，评估乳房变化，乳房护理从孕期开始。孕期注重清洁乳房、合理地进行孕期乳房按摩、积极矫正凹陷或扁平的乳头。产后必须做到早吸吮、早接触，以及正确的哺乳姿势和方法等。

（2）常规护理 轻者可继续哺乳，重者暂停哺乳，用吸乳器吸尽乳汁。托起乳房，控制活动，减轻疼痛。早期配合冷敷，减少充血和乳汁的分泌，缓解炎性反应的发展。

（3）中药治疗 淤滞期治疗关键以通为法，方选瓜蒌牛蒡汤加减；成脓期关键是彻底排脓，以达腐去肌生之目的，方用瓜蒌牛蒡汤合透脓散加减；溃后期关键以益气健脾养血、促进愈合为原则，托里消毒散加减（具体用药见第八章第二节产后康复主要方剂的应用）。

（4）药物治疗 通过药物治疗可以消除炎症，改善疼痛症状。产后乳汁淤积常并发感染，多为金黄色葡萄球菌感染所致，脓肿未成之前，多选用青霉素、头孢菌素和红霉素等抗生素治疗。鉴于抗菌药物的耐药性及哺乳期用药的安全性，在药物治疗过程中，应结合产妇是否进行哺乳，合理选择药物。若出现脓肿，应及早转入外科行切开引流，以免出现脓毒血症等全身症状。

7. 退乳 产妇因疾病或其他原因不能哺乳者，应尽早退奶。停止哺乳，限进汤类饮食，不排空乳房。遵医嘱给予己烯雌酚、生麦芽等退奶，肝功能受损者，禁用雌激素类药物。

第二节　产后心理障碍的康复

女性在分娩后会产生多方面的变化，不同的个体经历、不同程度的生理、心理反应及社会压力会导致分娩后情绪的改变，产妇可出现产后忧郁、产后焦虑、产后抑郁和产后精神病等一系列心理障碍，严重影响产妇的身心健康。

一、产后焦虑

（一）概述

产后焦虑是产后情绪的一种负性反应，以广泛性焦虑障碍最为常见，通常表现为紧张、激动、睡眠障碍、情绪低落、无助感，甚至食欲下降、注意力不集中、易怒等，对母婴身心健康产生严重危害。研究表明，10% ～ 75% 的产妇会在产后出现焦虑。若焦虑情绪一直得不到缓解，其中将有 5% ～ 10% 的人会进一步发展为抑郁。产后焦虑不仅对产妇自身健康有影响，还影响婴幼儿的生长发育和家庭和谐。因此，缓解产妇产后焦虑对改善产妇及婴幼儿的生活质量有十分重要的意义。

（二）病因和发病机制

产后焦虑的病因及发病机制尚不清楚，可能与以下因素有关。

1. 激素影响　孕期相关激素水平变化会引起焦虑相关的大脑区域活性增强，从而导致产妇出现焦虑症状。

2. 遗传因素　有研究表明，广泛性焦虑障碍有很明显的家族聚集性，遗传率大约为 32%。

3. 其他因素　产后焦虑与产妇家庭经济状况、产妇就业情况、婴儿是否足月出生、婴儿是否母乳喂养、母体产后是否患有并发症等危险因素有关，且婴儿是否母乳喂养、母体产后是否患有并发症，对产妇产后焦虑起着至关重要的作用。

（三）临床表现

广泛性焦虑障碍的临床表现多种多样，主要表现为以下方面。

1. 精神性焦虑　表现为与现实状况不相符合的过度紧张，担心是焦虑的核心症状。表现为对以后将要发生某个事件的过度担心，且思想往往是消极的。部分产妇并不明确所担心的对象和内容，无法真正地表述出某一具体的事件，却整日胡思乱想，始终处于一种恐惧不安、提心吊胆的心理状态之中，难以自拔，称为自由浮动性焦虑。

2. 躯体性焦虑　常表现为运动性不安和肌肉紧张。运动性不安是指产妇坐卧不宁、捶胸顿足、摇头耸肩、来回踱步，无目的性的小动作明显增多。肌肉紧张常表现为身体一组或者多组肌肉紧张，甚至有酸痛感，影响正常的随意运动，紧张性头痛与此有密切关系。

3. 自主神经紊乱　产妇会出现失眠、心悸、面色潮红、易出汗、头痛头晕、心慌气短、口干、呼吸急促等症状。

4. 其他表现　广泛性焦虑障碍产妇常常合并抑郁等症状。相关研究表明，广泛性焦虑障碍是抑郁的重要危险因素之一。

（四）诊断标准

根据国际卫生组织关于焦虑症的诊断标准（ICD–10），一次发作中，产妇必须在至少数周（通常为数月）内的大多数时间存在焦虑的原发症状，这些症状通常应包含以下要素：

1. 恐慌　为将来的不幸烦恼，感到"忐忑不安"，难以集中注意力等。

2. 运动性紧张　坐卧不宁、紧张性头痛、颤抖、无法放松。

3. 自主神经活动亢进　头重脚轻、出汗、心动过速或呼吸急促、上腹不适、头晕、口干等。

（五）产后焦虑的评估

1. 焦虑自评量表（SAS）　由 W.K.Zung 于 1971 年编制，该量表操作简便，可用于评定产妇焦虑的主观感受。共含有 20 个项目，其中 15 项为正向评分，5 项为反向评分。量表按症状程度采用 4 级评分，1= 没有或很少，2= 小部分时间，3= 相当多时间，4= 绝大部分或全部时间。量表总得分中采用标准分 50 分作为焦虑的分界值，其中 50 ～ 59 分为轻度焦虑，60 ～ 69 分为中度焦虑，70 分以上为重度焦虑，得分越高，焦虑程度越高。

2. 汉密尔顿焦虑量表（HAMA）　由 Hamilton 于 1959 年编制，它是精神科中应用较为广泛的评定量表之一，能较好地反映病情的严重程度。共包含 14 项内容。该量表分为躯体性焦虑和精神性焦虑两大部分。躯体性焦虑：由肌肉系统症状、感觉系统症状、心血管系统症状、呼吸系统症状、胃肠道症状、生殖泌尿系统症状和自主神经系统症状等 7 项组成。精神性焦虑：由焦虑心境、紧张、害怕、失眠、认知功能、抑郁心境，以及会谈时行为表现等 7 项组成。量表评分为 0 ～ 4 分，量表总分超过 29 分，可能为严重焦虑；超过 21 分，肯定有明显焦虑；超过 14 分，肯定有焦虑；超过 7 分，可能有焦虑；如小于 7 分，没有焦虑症状。

3. 广泛性焦虑障碍量表 –7（GAD–7）　由 Spitzer 等编制，用于焦虑症状的筛查及症状严重程度的评估。该量表共包含 7 个项目，评定范围为过去两周。评分规则：每个条目 0 ～ 3 分，总分就是将 7 个项目的分值相加，总分值范围 0 ～ 21 分。0 ～ 4 分没有焦虑，5 ～ 9 分轻度焦虑，10 ～ 14 分中度焦虑，15 ～ 21 分重度焦虑。得分越高，焦虑越严重。

（六）产后焦虑的康复治疗

1. 药物治疗 可使用帕罗西汀、舍曲林、文拉法辛、度洛西汀等药物缓解焦虑症状。但在药物治疗过程中，应结合产妇是否进行哺乳，合理选择药物。

2. 心理治疗

（1）心理支持疗法 主要通过提供解决建议和心理支持，减轻患者的挫折感，从而帮助患者克服焦虑情绪。

（2）认知行为疗法 是心理治疗中最有效的疗法，现已广泛应用于焦虑症的治疗，该治疗方法的主要目的是改善产妇不正确的心理认知。认知行为疗法的具体步骤分为：①与产妇进行沟通，分析产妇出现焦虑的原因，制定治疗计划；②运用一些方法，纠正产妇歪曲认知，改变产妇消极想法，进行认知重建，从而达到治疗疾病的目的。

3. 中医传统疗法

（1）针灸 中医学认为焦虑症属于情志病“心病”范畴，临床表现与“惊悸怔忡”“百合病”等相类似。其病因多为体质素虚、情志内伤，以及外邪侵袭，病位在心、肺、脾、肾、胆等处，病机以痰热、阴虚火旺、气郁居多。取穴：水沟、间使、四神聪。随证配穴：伴有心悸窒息感，加内关或膻中；惊恐发作，在水沟穴经过行针得气后，连接电针仪，以产妇耐受为度；心烦，坐卧不宁，加神门；失眠，加安眠穴、三阴交；胃肠不适，加中脘、足三里。

（2）中药内服 根据中医辨证，可选用四物安神汤、妙香散、十味温胆汤、归脾汤、茯苓饮子等。

4. 其他疗法

（1）放松训练 又称为松弛疗法，通过让产妇感受肌群的紧张与放松，帮助产妇调控不良情绪，常见的方法有渐进性放松训练、静默法等。

（2）生物反馈疗法 主要通过肌电图生物反馈降低肌肉紧张水平或者通过脑电图生物反馈调节脑电波活动，目前已被普遍用来治疗焦虑症。

二、产后抑郁症

（一）概述

产后抑郁症（postpartum depression，PPD），是指女性在产褥期出现的以抑郁、悲伤、沮丧、哭泣、易激怒、烦躁，甚至有自杀或杀婴倾向等一系列症状为特征的心理障碍。是孕妇在产后 6 周内常见的一种产后精神障碍性疾病，不仅严重危害产妇的身心健康和婚姻家庭，也可影响婴幼儿智力、情绪和行为的正常发育，给家庭和社会都带来巨大的压力。产后抑郁症目前已成为常见的分娩后并发症，全球平均患病率（无抑郁史产妇）约为 17%。我国产后抑郁发病率为 7.3% ～ 34.9%，且呈逐年升高趋势。

（二）病因和发病机制

1. 内分泌因素　妊娠、分娩时，产妇的内分泌环境发生变化。特别是产后 24 小时，产妇的激素水平剧烈变化，容易引发产后抑郁症的发生。研究发现，临产前，胎盘类固醇的释放达到最高值，产妇表现情绪愉悦；分娩后，胎盘类固醇分泌突然减少时，产妇表现抑郁。

2. 遗传因素　既往有精神病家族史，特别是有家族抑郁症病史的产妇，产后易产生精神运动性兴奋或阻滞，产后抑郁的发病率增高。

3. 家庭因素　夫妻关系、婆媳关系、家庭年收入、居住环境等与产后抑郁症的发生显著相关，并且夫妻关系是产后抑郁发生的高危因素。

4. 心理因素　产妇性格、孕期焦虑、纯母乳喂养等也是产后抑郁发生的危险因素。相对于平时性格乐观、外向的人，多愁善感、不善交际、过分敏感、情绪不稳定的产妇更容易对未知产生焦虑情绪，产后抑郁的发生率更高。

5. 产科因素　多孕次、阴道助产、产时并发症、并发症等是产后抑郁的危险因素。产前诊断有异常，如胎位异常或有不良的妊娠分娩史，产妇担心孩子的安危，容易出现焦虑和压抑情绪。不良的分娩结局，如死胎、死产及畸形儿等是产后抑郁症的诱发因素。

（三）临床表现

抑郁心境为产后抑郁症的核心症状，常表现为：①持续性的沮丧、情绪低落，自闭，有时表现为孤独，不愿见人或伤心，流泪。②精神运动迟滞：整个精神活动明显抑制，注意困难，记忆力下降，创造性思维受损，主动性降低。③丧失兴趣，不能体验乐趣，此症状常见，并具有特征性。④精力丧失，主观感到精力不足，疲乏，无精打采。⑤躯体症状：出现头晕、头痛，周身不适，心慌气短，消化不良，食欲减退，早醒，性功能障碍等症状。

（四）诊断标准

产褥期抑郁症至今尚无统一的诊断标准，目前常用的诊断标准是依据 1994 年美国精神学会在《精神疾病的诊断与统计手册》中制定的产褥期抑郁症诊断标准，包括 9 个项目：①情绪抑郁；②对全部或多数活动明显缺乏兴趣或愉悦；③体重显著下降或增加；④失眠或睡眠过度；⑤精神运动性兴奋或阻滞；⑥疲劳或乏力；⑦遇事皆感毫无意义或负罪感；⑧思维能力减退或注意力涣散；⑨反复出现死亡或自杀的想法。产褥期抑郁诊断时，须符合以下两点：（1）在产后 4 周内，出现上述 5 条或 5 条以上的症状，必须具备①②两条。（2）持续两周以上。

（五）产后抑郁的评估

1. 抑郁自评量表（SDS） 原型是 W.K.Zung 的抑郁量表（1965）。共含有 20 个项目，分别反映心境、情趣、应对能力、自理程度、焦虑、恐惧等情况，每项按 1 ～ 4 级进行评分，其中 10 个项目为反向评分，评定时间范围为过去 1 周。该表主要统计标准分：将 20 个项目的各个得分相加，即得粗分。标准分等于粗分乘以 1.25 后的整数部分。分界值为总粗分 41 分、标准分 53 分。该表特点是使用方法简单，不受年龄、经济状况等因素影响，能直观地反映抑郁产妇的主观感受及严重程度。

2. 产后抑郁症筛查量表（PDSS） 是 Beck 根据抑郁产妇的症状和体验制定的，专用于产后抑郁症的筛查，由 7 个因子组成，包括睡眠 / 饮食失调、焦虑 / 不安全感、情绪不稳定、认知障碍、自我迷失、内疚 / 羞耻感和自残倾向。每个因子含 5 个条目，共 35 个条目。采用 5 级评分法，得分范围 35 ～ 175 分，以总分≥ 60 分作为筛查 PPD 产妇的临界，把总分≥ 80 分作为筛查严重 PPD 产妇的临界值。

3. 爱丁堡产后抑郁量表（EPDS） 是 1987 年由英国 Cox 等创制，该量表敏感性好、特异性高、评分简单、耗时少，是目前临床广泛应用的抑郁自评量表。包括 10 个项目，筛查的最佳时间为产后 2 ～ 6 周。项目 1、2、3、6、7 分别涉及心境、乐趣、自责、应对能力、失眠；项目 4、5 分别涉及焦虑、恐惧；项目 8、9、10 分别涉及悲伤、哭泣、自伤；每个项目根据产妇症状的严重程度，分 4 级评分（0、1、2、3 分），得分范围为 0 ～ 30 分。EPDS 总分≥ 9 分为筛查抑郁症状的临界值，得分越高，说明抑郁程度越严重。

4. 产妇健康问卷抑郁症状群量表 -9（PHQ-9） 是 1999 年由 Spitzer 等编制。该量表简单易操作，可用于抑郁症状的筛查。该量表共包含 9 个项目，评分规则：每个项目 0 ～ 3 分，总分就是将 9 个项目的分值相加，总分值范围 0 ～ 27 分。0 ～ 4 分无抑郁，5 ～ 9 分轻度抑郁，10 ～ 14 分中度抑郁，15 ～ 19 分中重度抑郁，20 ～ 27 分重度抑郁。得分越高，抑郁越严重。

（六）产后抑郁的康复

产后抑郁症治疗的目的在于消除临床症状，减少复发风险。

1. 心理治疗 是治疗产后抑郁的主要方法。针对不同产后抑郁症的产妇生理问题，以及心理问题采用不同方案，常用的心理治疗方法有人际关系疗法、精神分析、认知疗法、放松治疗训练、行为疗法等，可以根据产妇的具体情况，采用个性化原则实施，心理治疗可以帮助产后抑郁的产妇进行情感宣泄，让产妇感到被支持、被尊重、被理解，激发产妇的内在动力，树立信心去面对遇到的困难。

2. 药物治疗 目前未能完全明确产后抑郁的具体发病机制，临床上多采用三环类抗抑郁药、5- 羟色胺再摄取抑制剂、氯胺酮等西药治疗产后抑郁，但长时间使用上述药物，不仅容易产生依赖性、戒断综合征、胃肠道等多种不良反应，而且会影响哺乳。

3. 物理治疗　重复经颅磁刺激（rTMS）是一种安全性高、起效较快的治疗方式，rTMS 治疗产后抑郁症主要有高频 rTMS 和低频 rTMS，其中高频 rTMS 一般作用于左前额叶背外侧皮层，频率≥ 5Hz，可缓解抑郁症状；而低频 rTMS 一般作用于右前额叶背外侧皮层，频率＜ 5Hz，可缓解抑郁及焦虑症状。

4. 中医传统疗法　中医学认为产后抑郁的病机是以气血亏虚为主，因气血亏虚而出现肝郁、血瘀、痰湿等症，因此治疗上以益气补血为主，辅以疏肝理气、活血化瘀、化痰利湿。中医常用治疗方法包括中医内治法、外治法、以情胜情法、针灸疗法等。

（1）针灸疗法　刺激穴位可调动产妇自身正气，达到治疗疾病的效果，与药物治疗相比，具有不良反应小、不影响哺乳的优势。主穴选取百会、四神聪、人中、内关、神门、太冲等穴，行平补平泻法。

（2）灸法　起源于《黄帝内经》时期，是一种古老的外治疗法。《灵枢·官能》曰：“针所不为，灸之所宜。”研究显示，运用隔药神阙灸法联合通元针法治疗产后抑郁症，效果良好。

（3）中药内服　中医学认为，产后抑郁属于“郁病”“脏躁”范畴，产妇表现出喜怒不定、悲伤沮丧等精神异常，这一系列症状与抑郁类似。研究发现，甘麦大枣汤用于治疗多种抑郁症，且可发挥出良好的疗效。

5. 音乐疗法　相关报道表明，音乐疗法对缓解产后抑郁症有显著效果。音乐作为听觉刺激，可以改变产妇大脑功能和行为认知。从神经化学的角度，音乐已被证明可以激活边缘和边缘结构，如杏仁核、海马体和伏隔核，以及重度抑郁症患者中功能异常的结构；从心理学的角度，音乐疗法已被证明可以促进移情，唤起快乐记忆，减少消极情绪。

三、产后心理障碍的注意事项和家庭宣教

产后心理障碍受多种因素影响，不仅影响产妇和婴儿的身体健康，而且对婴儿的情感、智力和行为发育产生不良影响，同时对产妇本人、家庭及社会带来负面影响。在妊娠过程中，及时发现产后心理障碍的高危因素，针对性地采取干预措施，可有效预防产后心理障碍的发生。

预防产后心理障碍的措施，主要有以下几点：

1. 做好孕期保健　孕妇要定期到医院进行孕期检查，接受孕期教育，了解孕期相关生理变化，同时要掌握自我护理与调节的方法和技巧，防止因为知识的缺乏，以及对某些症状的护理与调节方法或技巧的不当，给孕妇造成心理压力，致使产后形成心理障碍。

2. 重视产前教育　采取多种方式的健康教育让孕产妇掌握妊娠、分娩及婴儿护理

相关知识。加强心理疏导，帮助孕产妇克服对妊娠、分娩及育儿的神秘感和恐惧感，树立信心，让产妇以乐观向上的良好心态迎接新的生命。

3. 加强产时指导与护理 针对产妇产时的焦虑、恐惧心理，要及时进行干预与疏导。同时要注意分娩时的疼痛给产妇造成的不适感，提前告知产妇，让产妇有一定的心理准备，在分娩过程中做好引导，采取积极措施，减轻产妇的疼痛。

4. 做好产后心理疏导 重视引起产妇情绪低落的原因，如疼痛、疲倦、母乳缺少等，要找出具体病因，及时进行处理，淡化产妇紧张情绪。同时重视产妇的家庭心理干预。调动产妇家属参与的主动性和积极性，家人之间多沟通、多交流、多安慰，鼓励家属为产妇创造良好的家庭生活环境，可以显著缓解产妇产后心理障碍，改善其心理状况。

第三节　产后便秘的康复

一、产后便秘概述

（一）产后便秘的定义及流行病学特点

产后便秘（postpartum constipation，PC），是指产妇产后饮食恢复正常后，大便数日不解或存在排便次数减少、排便困难或粪便干结等现象。产后便秘会导致腹胀、腹痛，影响产妇饮食、睡眠、乳汁分泌和新生儿健康等，严重者会引发痔疮，诱发心脏病和脑出血等疾病。

目前的流行病学调查显示，在国内约有 40% 的产妇在分娩后 1 个月内会发生便秘，分娩后 2 ～ 4 天是发生便秘的高峰期。产后 3 个月内，产后便秘发生率为 25%，产后 12 个月内，便秘发生率为 11.6%。

（二）产后便秘的病因

产后便秘多为功能性便秘，其病因是多方面的，主要与以下几种因素相关：

1. 骨骼肌肉因素 腹直肌分离和盆底肌松弛在产后早期难以恢复，经阴道分娩造成的肌纤维断裂，使盆底肌间神经损伤，控肌能力减弱或消失；分娩过程中的外伤导致肛门括约肌损伤等骨骼肌肉因素均能使腹壁肌、肠壁肌、肛提肌等参与排便的肌群肌张力减低，而产生便秘。

2. 激素因素 妊娠期孕酮、松弛素和生长抑素等激素分泌增加，导致胃肠道平滑肌松弛，胃肠的蠕动能力减弱。醛固酮将增加肠道对水的吸收，导致粪便干结坚硬。在妊娠晚期，肠道和子宫的联合运动会阻碍固体粪便的运动。在以上激素的综合作用下，产妇产后易发生便秘。

3. 其他因素　妊娠期或者产褥期，妇女饮食结构改变，缺乏足够的膳食纤维、蔬菜、水果和水将导致便秘的发生。另外，妊娠期或者产褥期运动减少、产后抑郁和产后焦虑等因素也可导致产后便秘。

二、产后便秘的诊断与评估

产后便秘的诊断主要依靠产妇的临床表现，患者就诊时，需通过详细询问其分娩方式、排便、饮食、精神等情况及相关辅助检查（包括血常规、大便常规、腹部 X 光片、肠动力检查等）来确定诊断。

（一）病史采集

产后便秘，是指排便频率减少，7 天内排便次数少于 3 次，且排便困难，粪便干结。同时，病史的采集应该包括详尽的分娩方式、排便、饮食、精神等情况。如询问有无便血、粪便性状改变、家族史对排查结直肠肿瘤有价值。了解饮食习惯和用药史，对分析便秘病因、发展变化过程、制定诊疗措施有帮助。

（二）体格检查

通常产后便秘患者局部查体无特殊表现。巨结肠患者可能扪及明显扩张的结肠；肛门视诊可观察直肠或阴道脱垂情况。直肠指检可以了解肛门括约肌张力、直肠黏膜松弛情况、直肠前壁是否薄弱等。特别是嘱患者做排便动作时，可感受有无盆底肌反常收缩，其敏感性达 87%。

（三）辅助检查

临床可采用排粪造影、结肠传输试验、盆腔动态 MRI，以及肛肠测压等相关检查手段，有助于便秘的分类及病因判断。结肠镜和钡灌肠检查对于排除并存的器质性疾病和诊断巨结肠，均有重要价值。

（四）产后便秘的评估

1. 产后便秘的评估量表　目前使用的评估量表包括便秘评估量表（constipation assessment scale，CAS）、Wexner 便秘评分表、便秘患者症状自评量表（patient assessment of constipation-symptoms，PAC-SYM）、便秘严重程度评估量表（constipation severity instrument，CSI）和排粪梗阻综合征（obstructed defecation syndrome，ODS）评分系统等。

2. 其他功能评估　根据患者情况，可采用盆底肌表面肌电评估、盆底肌肌力评估、盆底肌张力评估、阴道松弛评估、盆腔脏器脱垂（POP-Q）评估等进行盆底功能评估。采用 PAC-SYM 和 SF-36 量对患者生活质量评估，采用综合心理健康测试 SCL-90、焦虑自评量表（self-rating anxiety scale，SAS）和抑郁自评量表（self-rating depression scale，SDS）等对患者进行心理功能评估。

三、产后便秘的治疗

（一）饮食与生活习惯调节

饮食与生活习惯调节是产后便秘的基础治疗手段。每天增加膳食纤维总量（18 ～ 30g）和饮水量（1.5 ～ 2.0L）能够增加排便次数、改善便秘症状、降低患者对泻药的依赖。研究表明，增加可溶性膳食纤维成分可以有效改善患者的便秘症状，增加排便次数，缩短每次排便时间。特别是水果和蔬菜等高纤维食物有助于预防和缓解便秘症状。

日常生活习惯改变包括规律作息和饮食，保持良好的排便习惯，对于预防便秘至关重要。鼓励产妇尽早下床活动，减少长时间卧床，并在身体条件允许的前提下，尽早开始体育运动，以上措施有助于预防和缓解便秘症状。

（二）药物治疗

产后便秘的治疗药物包括各类泻剂、促动力剂和促分泌剂等。润滑性泻剂如石蜡油等可润滑肠壁，协助排便；容积性泻剂如膳食纤维可吸收水分，软化粪便；盐类泻剂与渗透性泻剂可减少肠道吸收水分，促进排便；刺激性泻剂如大黄、番泻叶等，若长期使用，可能造成结肠黑变病等而加重便秘，多为临时性使用。促动力剂可刺激平滑肌收缩和蠕动，加速结肠运动，对慢性便秘患者症状的缓解和生活质量的改善，具有良好的作用。促分泌剂可刺激肠液分泌，加快肠道蠕动，增加排便频率，从而改善便秘症状。由于药物可能通过乳汁影响婴幼儿，在临床选择药物时，应充分考虑药物对婴幼儿的影响。

（三）物理治疗

1. 运动疗法联合物理因子治疗 对于产褥期（产后 42 天以内）出现的便秘，可通过盆底肌训练，使便秘症状得到缓解或消失。盆底肌训练采用 Kegel 运动，每个动作保持 5 ～ 10 秒，放松 5 秒，重复 20 分钟以上，每天训练 3 ～ 4 次。若产妇在产褥期以后，依然出现便秘，可以采用低频电刺激联合生物反馈进一步治疗，以改善便秘症状。使用低频电刺激时，将肌电探头置于产妇阴道内，对其盆底肌肉和神经系统给予电流刺激，采用 85Hz，250μs 的电流，每次刺激 15 ～ 20 分钟，每周两次，每个疗程治疗 15 次。使用生物反馈治疗时，每次训练 15 ～ 20 分钟，每周两次，每个疗程治疗 15 次。

2. 骶神经刺激 又称骶神经调节术，是神经电刺激术的一种，通过外接脉冲发生器，影响异常的骶神经反射弧，从而达到调节效应器官功能紊乱的目的。通过电刺激骶

3 神经（S_3），可增加肛门括约肌和直肠的压力，增加排便的频率，同时减少肠道传输的总时间。

3. 中医康复治疗

（1）手法按摩　通过物理力的作用，对腹部切口、会阴侧切口和阴道内局部损伤部位进行刺激，松解瘢痕，缓解痉挛，改善疼痛状态，促进排便。操作时，在痛点或激惹点区域进行操作，按摩时需力度适中，由轻至重，由浅至深，以产妇感觉舒适有热胀感为宜，每日 1 次，每次 15 ～ 30 分钟。

（2）针灸治疗　针灸通过促进胃肠动力，调节外周胃肠激素兴奋性和改善肠神经系统功能等机制起到治疗作用。其中针刺常用的取穴为合谷、足三里、上巨虚、三阴交等，艾灸常用的取穴为中脘穴、气海穴、关元穴和神阙穴等穴位。针刺或艾灸每日 1 次，每次 10 ～ 15 分钟，1 周为 1 个疗程。

（3）中药热敷　在产后便秘的治疗中，可通过腹部中药热敷，刺激局部肌肤，疏通经脉，解除患者的疼痛腹胀，疏通胃肠，促进排便。常用方法有生姜热敷、葱白或茴香热敷下腹部。中药热敷的治疗方案需根据产妇的情况个性化选择。

（4）药物灌肠　中药汤液灌肠直接刺激肠道蠕动，加速排便。灌肠液方剂及治疗方案的制定，需根据产妇整体情况辨证论治。

4. 心理治疗　抑郁的严重程度与功能性便秘密切相关。产后抑郁能够提高功能性便秘患者直肠感觉阈值，增加直肠肛门矛盾收缩发生率和盆底肌群的紧张度，导致便秘的发生。心理治疗为产后抑郁的重要治疗手段，为其提供更多情感支持及社会支持，指导产妇对情绪和生活进行自我调节。治疗中应根据产妇的心理状态，提供个性化方案。

四、产后便秘的预防及宣教

产妇产后便秘与多方面因素有关，在孕前、妊娠期和产褥期等各阶段，均应重视对产后便秘的预防。具体应包括以下几个方面：

1. 养成良好的排便习惯，定时排便。排便时精力集中，不看手机或报纸，排便时间每次以 5 ～ 10 分钟为宜。

2. 合理饮食，调整饮食结构，每天保持足够的饮水量，饮食中摄入足够的水果和蔬菜，补充足够的膳食纤维。

3. 坚持体育运动，适量的运动可增强腹肌、膈肌、肛提肌的肌力，促进肠蠕动，松弛肛门括约肌，为排便创造有利条件。在产褥期，应根据身体状况，尽早下床活动，进行盆底肌和腰腹部肌群功能训练。

4. 做好自我保健，可定期进行腹部按摩，增强消化能力，促进肠蠕动。

第四节　产后运动指导

一、产后运动的意义

女性在妊娠和生产过程中，身体形态将出现明显改变。如在妊娠期，受胎儿体重增加、孕妇子宫体积增大和韧带松弛素分泌等多种因素影响，导致盆底肌功能障碍、脊柱和骨盆带疼痛，出现肥胖、心血管疾病和形体的改变。

产后科学、规律的运动锻炼可以减少脊柱和骨盆带的疼痛，强化盆底肌功能，控制体重，缓解产后紧张焦虑的情绪。应根据产妇的具体情况制定个性化锻炼计划。锻炼计划应遵循运动处方设计的原则，通过改善心肺功能、改善相应肌群的力量和柔韧性、强化脊柱和骨盆带稳定性、合理控制体重等促进形体修复。

二、产后运动方案设计原则

运动训练可分为 3 个训练阶段进行，分别是产后 6 周内（产褥期）、产后 7 ～ 12 周（身体恢复期）和产后 13 ～ 24 周。运动锻炼频率为每周 3 次。在早期可根据产妇的具体情况，每次训练 10 ～ 15 分钟，后期可逐渐增加到每次 30 ～ 60 分钟。

在训练中，有氧运动是最常推荐的，同时也可针对性设计强化盆底肌、腹直肌、臀肌、胸部肌肉和核心肌群肌肉力量的动作。在训练过程中，应时刻关注产妇的运动强度和运动后反应，避免大强度训练，加重疲劳或损伤。妊娠期高血压、妊娠期糖尿病和剖宫产史的产妇应和产科医师共同确定运动方案。

三、产后运动指导

（一）产后 6 周内运动指导

本期产妇处于产褥期，训练目的包括促进恶露排出、促进心肺功能改善、促进盆底肌肉和核心肌群的收缩、预防静脉血栓。本期的运动训练禁止腹肌过度用力收缩，禁止站立位负重，避免腹压过高导致盆腔脏器脱垂。根据产后恢复的过程，本期的运动方案可细分为产后 0 ～ 2 周、产后 3 ～ 4 周和产后 5 ～ 6 周 3 个阶段。

1. 产后 0 ～ 2 周　本阶段的主要目标是指导患者在疼痛可以耐受的情况下进行活动，促进身体恢复，减轻疼痛。指导产妇利用人体力学原理，对婴儿进行照护。

可在产后第 2 天开始运动锻炼，剖宫产或会阴侧切产妇，可以根据自身情况适当推迟锻炼时间。运动量由小到大，每隔 1 ～ 2 天增加 1 节，每节做 2 ～ 4 个 8 拍，每天 1 ～ 2 次，若身体状况允许，可以增加次数和节拍，以不感觉劳累为原则。可根据产妇情况进行以下运动指导。

（1）进行腹式呼吸训练，帮助产妇缓解紧张，激活呼吸肌、核心肌群及盆底肌肉。

（2）仰卧时，做可耐受的上肢上举、扩胸等活动，下肢可做踝泵、股四头肌绷紧和屈髋屈膝滑床运动等动作（图 7-1），加强上下肢肌肉力量，改善心肺耐力，预防下肢深静脉血栓。

（3）骨盆前后倾斜训练（图 7-2），激活腰骶部和盆底肌肉。

（4）在疼痛耐受情况下，鼓励产妇下床站立或者少量步行。

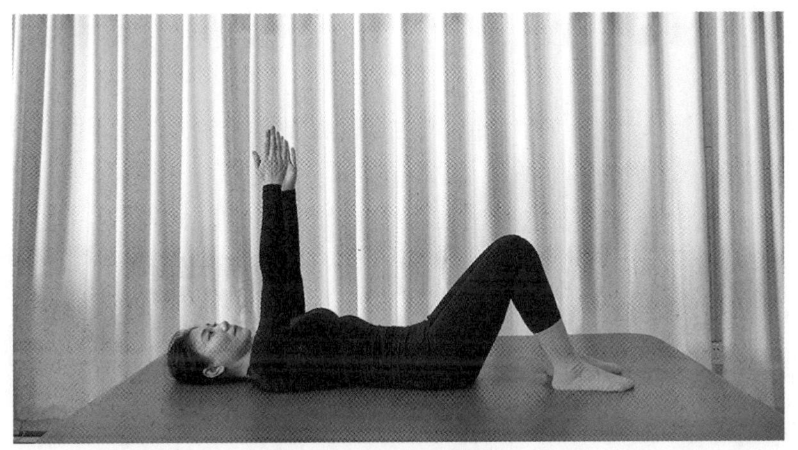

图 7-1　仰卧位肢体运动

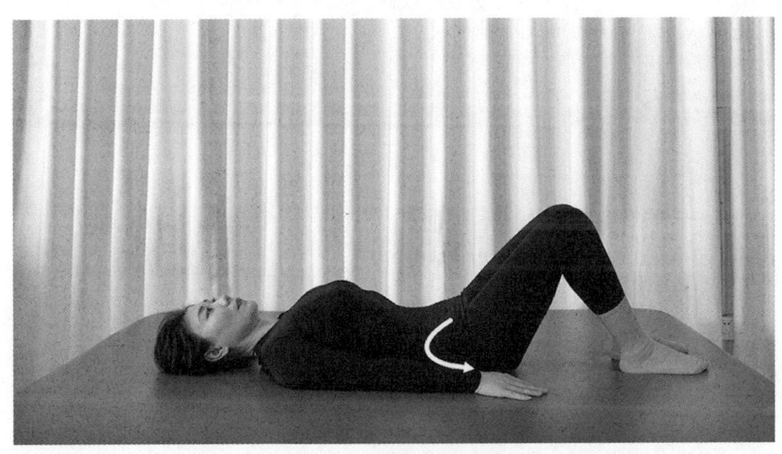

图 7-2　骨盆前后倾斜训练

2. 产后 3 ～ 4 周　本阶段的主要目标是缓慢改善膈肌和盆底肌群的协调收缩能力，改善腹式呼吸，进一步提高心肺耐力，能够耐受 15 分钟以内的家庭步行。可继续前期的运动方案，并根据产妇情况进行以下运动指导。

（1）腹横肌收缩训练　分别在仰卧位、侧卧位和四点跪位下做腹横肌收缩训练，促进腹横肌收缩。在每个体位下，做 20 次收缩训练，每个训练动作持续收缩 5 秒。

（2）桥式运动　促进腰腹部核心肌群、盆底肌收缩，强化臀部肌肉力量，强化腰骶部脊柱稳定性。根据患者情况可做 20 ～ 30 次，每个训练动作维持收缩 5 秒。

（3）盆底肌收缩训练　配合腹式呼吸，做盆底肌收缩动作，每个动作 20 ～ 30 次，每次收缩持续 5 秒。

（4）可耐受的室内行走　可根据产妇情况，持续 10 ～ 15 分钟。

3. 产后 5 ～ 6 周　本阶段的主要目标是进一步增强心肺耐力，能够耐受 30 分钟的室内步行，能够进行日常活动。可在前期运动基础上，进行以下运动。

（1）盆底肌收缩训练　配合腹式呼吸，做盆底肌收缩动作，每个训练动作 30 次，每次收缩持续 10 秒。

（2）胸腰椎灵活性训练　在无痛范围内进行胸腰椎的旋转训练（图 7–3、图 7–4），改善胸椎和腰椎的灵活性。

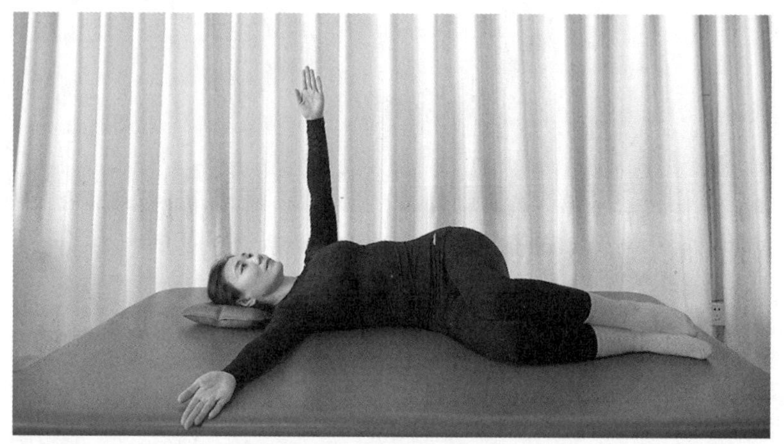

图 7–3　翻书样运动

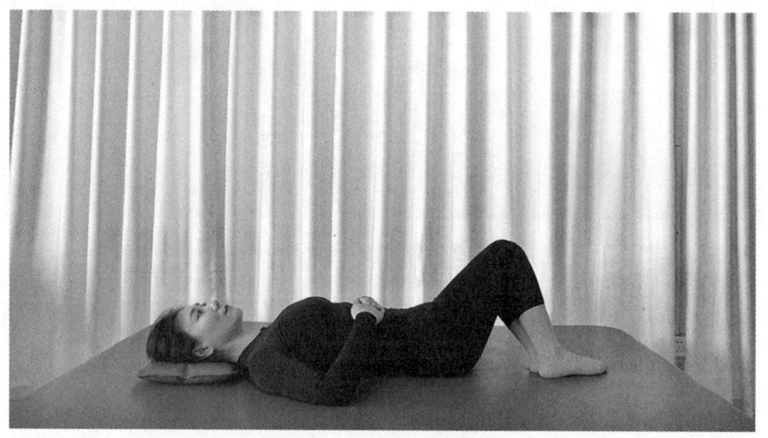

图 7–4　腰椎旋转运动

（3）腹横肌收缩训练　可在前阶段的基础上，增加训练难度。可进行仰卧位推球训练（图 7–5），呼气时腹横肌收缩，并将球推向腿部。

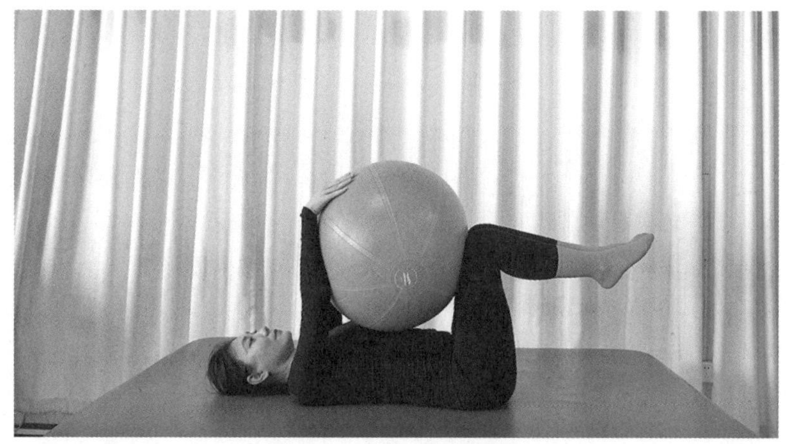

图 7–5　仰卧位推球训练

（4）肌肉耐力训练　可在仰卧位做 15 ～ 30 次的推举训练，推举重力小于 5 公斤。训练时，可以利用婴儿做推举训练，进行亲子互动。

（二）产后 7 ～ 12 周运动指导

本期训练目的是进一步促进心肺能力及力量的恢复，加强产后骨盆稳定性，加强核心力量。本期产妇可以选择步行、功率自行车、慢跑或游泳等有氧运动。同时进一步强化腹肌、臀肌和核心肌群的力量和柔韧性训练。在进行腹直肌分离程度和盆底肌功能评估后，可继续上一阶段训练动作，并增加训练难度和训练动作。

1. 两点支撑（图 7–6）　加强产后躯干及骨盆稳定性，加强肩关节和髋关节的灵活性，加强臀部及上肢力量。每个动作维持 10 秒。

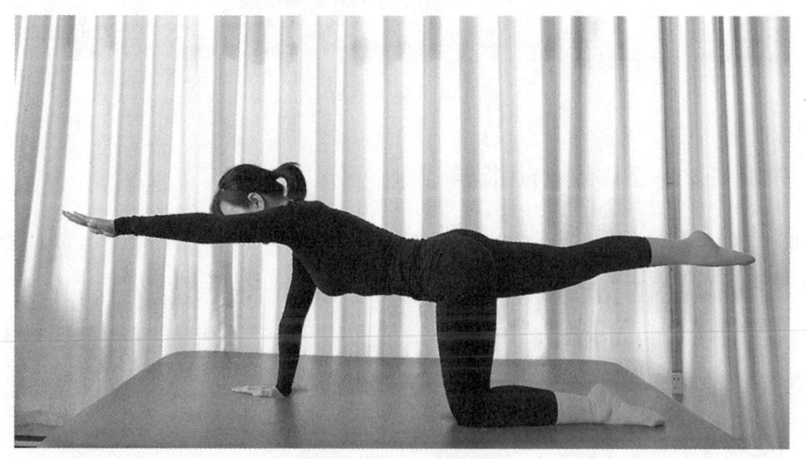

图 7–6　两点支撑

2. 单腿伸展（图 7–7） 加强产后骨盆稳定性，加强核心力量，增加心肺耐力。

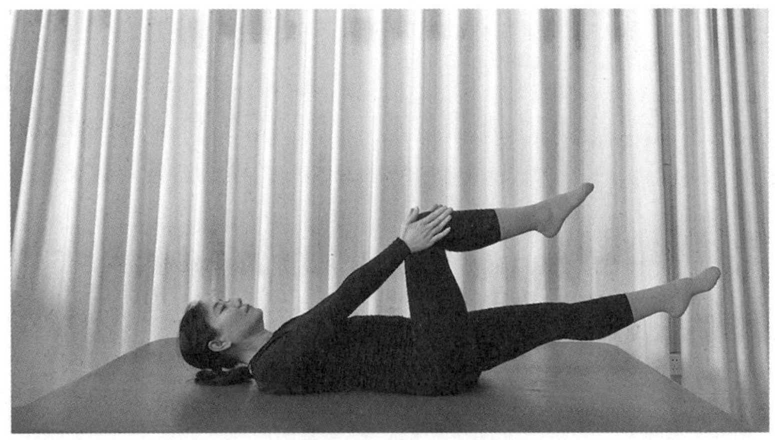

图 7–7 单腿伸展

3. 美人鱼动作（图 7–8） 加强关节灵活性，牵伸紧张肌肉，放松全身。

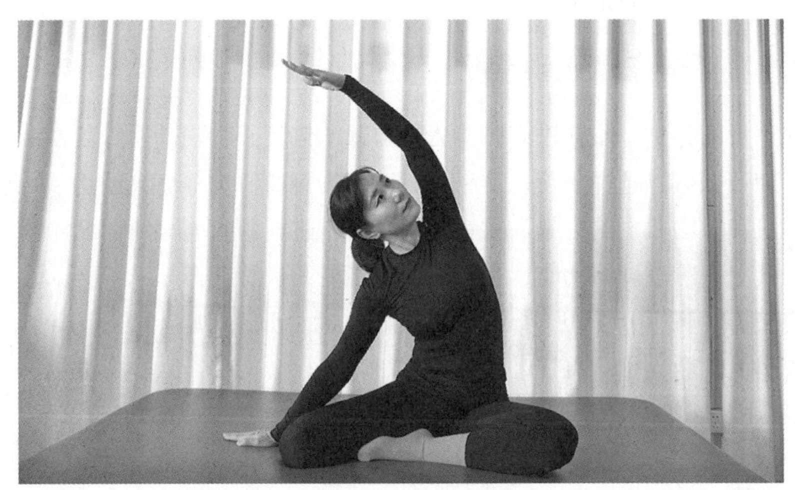

图 7–8 美人鱼动作

（三）产后 13 ～ 24 周运动指导

本期训练目的是恢复正常的运动和日常生活，应密切关注疼痛和盆底肌功能，必要时需进行针对性的医学评估和检查。本期可继续上一阶段训练动作，可在前期运动的基础上，利用弹力带、哑铃和瑜伽环等器械增加训练难度，进行专项臀部形体恢复的训练动作。运动指导包括慢跑和骑车等有氧运动方案，抗阻下进行桥式运动、侧抬腿和四点支撑等强化核心肌群的训练动作，必要时可针对性地进行形体恢复训练。

1. 桥式运动（弹力带）（图 7–9、图 7–10） 促进腰腹部核心肌群、盆底肌收缩，强化臀部肌肉力量，强化腰骶部脊柱稳定性。

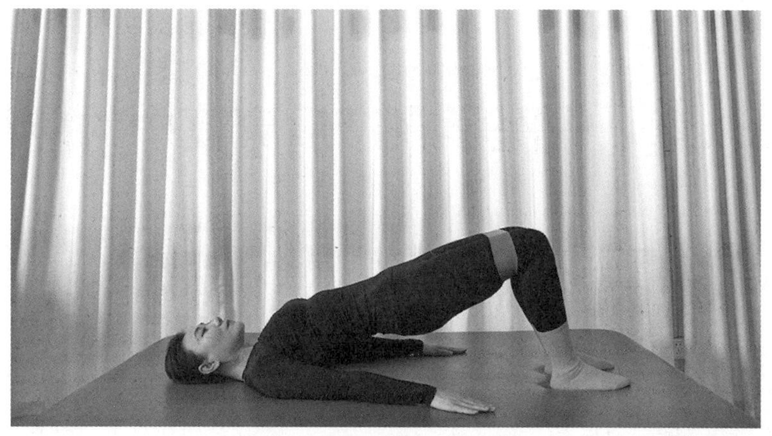

图 7–9　桥式运动（弹力带）

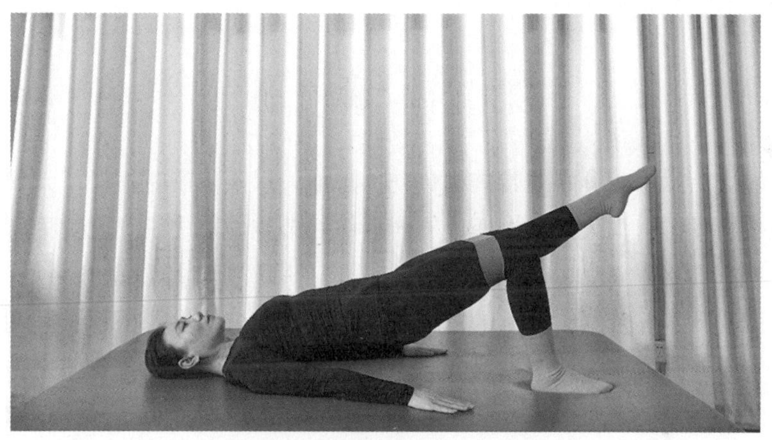

图 7–10　单桥运动（弹力带）

2. 四点支撑（弹力带） 促进腰腹部核心肌群收缩，强化躯干及骨盆稳定性，加强髋关节和肩关节的灵活性。

3. 侧卧抬腿（弹力带） 加强骨盆稳定性，加强髋关节灵活性，臀部力量。

4. 侧卧蚌式（弹力带） 加强骨盆稳定性，加强臀中肌和臀小肌力量。

第八章　中医学在产后康复中的应用

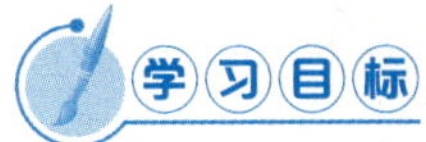

1. **掌握**　传统康复的概念。
2. **熟悉**　传统康复的基本理论。
3. **了解**　传统康复的特点。

第一节　概　述

产妇分娩之后，由于分娩时带来的创伤、出血，以及生产时损耗了元气，身体受到了一定的损伤，抵抗力大大减弱，所以有产后“百节空虚”之说。此时稍有不慎，极易引发各种疾病。中医学认为，分娩耗气伤血，故产后气血俱虚，正气不足，邪气易侵，稍有不慎，则易致病。依据中医学的基础理论，女性在分娩后，其核心问题在于气血亏虚，这是由于生产过程中大量失血与耗气。多数产妇在产后会出现身体虚损、抵抗力减弱等状况，进而容易罹患各类疾病。尽管部分产妇在外形上并未出现明显的虚弱症状，但与未孕前的状态相比，其身体状况依然呈现出体能不足和抵抗力低下的状态。由于产后耗血伤气，产妇在产褥期气血不足、身体疲乏无力，因此，产后女性的调养与护理尤为重要。

一、传统康复的概念和特点

（一）传统康复的概念

“康复”一词，中医学很早就有使用，在历代医学文献中又称为“平复”“康健”“康强”“康宁”“复旧”等。据《尔雅·释诂》“康，安也”，《尔雅·释言》“复，反也”，康复的含义为恢复健康或身体平安。“康复”二字首见于《旧唐书·卷六》，作为医学概念则首见于明代龚廷贤《万病回春·后序》。中医古籍中“康复”的含义主要有以下几种：一指疾病的治愈和健康的恢复；二指精神情志的康复；三指正气的复原。传统康复，是指在中医理论指导下，针对残疾者、慢性病、老年病及急性病后期者，所采用的有利于残障者康复的各种方法和训练手段。中医康复技术的范围很广，任何可以恢复机体功能和改善人们生活质量的中医治疗手段和方法均属于中医康复技术，而不应拘泥于内治法或外治法，也不拘泥于养生保健方法或临床医疗方法。诸如药物、药膳、针灸、推拿、情志调摄、饮食调摄、传统功法、足疗、火罐、刮痧、浴身，均可用于康复治疗。

（二）传统康复的特点

传统康复技术有着悠久的历史、系统的理论、丰富的内容、卓越的效果。自古以来，东方人、西方人对养生保健、疾病康复，都进行了长期大量的探索和实践。但由于各自的文化背景不同，其康复的观点和方法也有差异。传统康复是在中华民族文化背景下，在中医学基础之上发生发展起来的，有它自身的特点。

1. 独特完善的养生康复理论体系　传统康复理论，根植于中医学，是从实践经验中总结、升华出来，历经数千年，以其博大精深的理论、丰富多彩的方法、卓有成效的经验闻名于世。其从“天人相应”“形神合一”的整体观念为出发点，去认识人体生命活动及人和自然、社会的关系。特别强调人和自然环境、社会环境的协调统一，生理与心理的协调一致，体内气化的升降相因。其运用阴阳五行学说、脏腑经络理论来阐述人体生理病理、生老病死的规律。特别把精气神人体三宝作为传统康复的核心，进而确定了指导传统康复实践的各种原则，提出传统康复必须“法于阴阳，和于术数，食饮有节，起居有常，不妄作劳”“形神共复”，自成独特完善的传统康复理论体系。

2. 整体观、恒动观、功能观结合的学术特征　整体观、恒动观与功能观是中医学的基本学术特征。整体观主要反映在对人本身统一性、完整性的认识，以及人与自然、社会环境有机联系的认识。恒动观认为，宇宙万物包括人这个生命体都处于永恒的运动之中，“动而不息”是自然界的根本规律。功能观，即在研究人体生命活动时，在认识解剖形体组织的基础上，特别重视人体的功能活动，并常从这一角度分析和认识人体的生命规律。传统康复的最终目的是保养身体，延年益寿，恢复功能，回归社会。而人的每个年龄阶段、每种体质，或每种伤残、每种功能障碍，都会有不同的康复方法。传统康复一方面强调从自然环境到衣食住行，从生活起居到情志调摄，从药物、针灸、推拿到传统功法、食疗药膳等，进行较为全面的综合调理；另一方面则更注重按照不同情况区别对待，强调因地、因时、因人制宜，有的放矢，充分体现传统康复的动态整体平衡和审因、辨证养生、康复的学术思想。

3. 综合多法调理的养生康复方法　传统康复内容丰富，有药物内服、药物外用、针刺灸疗、推拿按摩、食疗药膳、情志调摄、饮食调摄、传统功法、足疗、火罐、刮痧、浴身等方法，既可调动人体自身平衡的能力，又能培补元气、调理脏腑、提高人体抗病愈疾的能力。然而，传统康复是一项系统工程，并非一法一功就能实现，而是要针对人体生理病理的具体状况，采取多种方法综合调理，才能达到保养身体、恢复功能、回归社会的康复目的。

另外，传统康复亦需注意和谐适度，使体内阴阳平衡，守其中正，保其冲和，则可保养身体、恢复功能。日常生活之中，衣、食、住、行、坐、卧、言之间，事事处处都有讲究。例如，保持良好的情绪，避免情志过极，以及平衡饮食、节欲保精、睡眠适度、形劳而不倦等，都体现了这种思想。晋代葛洪《抱朴子·极言》中引《仙经》云“养生（康复）以不伤为本”，并认为“此要言也”。唐代孙思邈《备急千金要方·养性》提出“唯无多无少者，得几于道矣”。养生、康复的关键在于遵循自然及生命过程的变化规律，达到和谐适度。

4. 养生、治疗、康复的全面结合 传统康复特别注重调动个体的主观能动性，充分利用主观、客观条件，通过自我调摄为主的手段，以及医生的指导、配合和治疗，从而达到防病、治病及康复功能的目的。人体健康长寿、患病治病、病后康复，并非靠一功一法、一朝一夕就能实现，而是要针对人在未病之时、患病之际、病愈之后，采用各种方法、综合手段，养治结合、养康结合、治康结合，即采取养生、治疗、康复全面结合的养生、治疗、康复措施。养生、治疗、康复全面结合，方可治未病之病、已病之病和病后之病，也才能维护身体的健康状况。因此，中医在对有各种功能障碍者进行康复治疗的同时，常常需配合采用独特的、丰富多彩的养生手段以恢复其功能，同时预防残疾及慢性病、老年病等各种功能障碍的发生和发展。

二、传统康复的基本理论

传统康复的基础理论，是中医学理论体系的重要组成部分之一，是指导传统康复实施的理论基础。主要包括传统康复的基本理论及其基本原则等。传统康复的基本理论与中医学的基本理论一脉相承，但同时又有其适用性。主要包括 6 个方面：阴阳互根，协调平衡；天人相应，形神合一；五脏坚固，脾肾为本；经络畅通，血脉和调；精气充沛，津血布扬；三因致病，重在七情。

（一）阴阳互根，协调平衡

中医学从阴阳对立制约、互根互用、消长平衡、相互转化的观点出发，认为人之脏腑、经络气血津液形神活动等，都有阴阳可分与阴阳互根，同时必须保持相对稳定和协调平衡，才能维持“阴平阳秘”的正常生理状态，从而保证机体的健康。无论精神、饮食起居的调摄，还是药物、针灸推拿按摩、传统功法、食疗药膳的使用，都离不开阴阳平衡、“以平为期”的宗旨。

（二）天人相应，心神合一

“天人相应”是《黄帝内经》的基本学术思想，是传统康复的基本理论。人类自身的生存和发展应当建立在与自然界的规律协调一致的基础之上。人若能顺应自然来康复，人体内外的阴阳即达到平衡协调，各脏腑的生理活动就能规律有序，身体才能得以健康，病后功能才能得到恢复；人若不能顺应自然，适应自然、环境的变化，人体内外的阴阳则会失衡，各个脏腑的生理活动也会紊乱无序，人体的健康便会受到威胁，病后功能也得不到恢复。

（三）五脏坚固，脾肾为本

五脏坚固，是指五脏坚强，并能发挥其固藏精气的作用。若从康复的角度来说，因肾为先天之本、脾为后天之本，故脾肾两脏功能的正常发挥尤为重要。

中医学认为具有生命活力的人体是以五脏为中心，以精气血津液为物质基础，通过经络系统沟通联络脏腑形体、官窍的统一的有机整体。五脏坚固对康复的重要作用，在《黄帝内经》中多有论述。《灵枢·本脏》云："五脏皆坚者，无病。"反之，《灵枢·根结》云："五脏空虚，筋骨髓枯，老者绝灭，壮者不复矣。"由此可见，人体之所以身体衰弱，或经常患病，或病后不愈，甚至死亡等，无一不关系到五脏不固、精气亏竭。

五脏之中特别强调以脾肾为本。古代医家对人体生命过程中的变化规律作了长期观察，认为肾为先天之本，既藏先天之精，又藏后天之精，肾精又可化为肾气，人的生长发育关乎于肾精肾气，而人的衰老亦是肇始于肾，之后由肾衰而导致其他脏腑的相继衰退。脾（胃）为"后天之本""气血生化之源"，故人体脏腑器官、形体官窍、营卫经络、精神情志，无不依赖于脾胃，而脾胃的强弱因此关系到人体正气的盛衰、寿命的长短，以及抗病能力、康复机能的强弱。凡是体健高寿之人，无不是脾胃纳运功能和调。由此，亦可悟出"脾为土脏，灌溉四旁""土生万物"的蕴意。故强健脾胃，实为康复和养生之根本。

（四）经络畅通，血脉和调

经络在人体结构中具有沟通表里上下，联系脏腑器官的重要作用，从而使人体形成一个内外联系的有机整体。除此之外，其尚有通行气血、濡养组织的功效，如《灵枢·本脏》"行血气而营阴阳，濡筋骨，利关节"的作用。所以病后康复，都有经络畅通、血脉和调的要求。

经络畅通、血脉和调，之所以和病后康复有重要关系，主要是由于不少疾病的发生、发展，都与经络、血脉有关。因经络既是病邪传变的途径，又是血脉痹阻的所在。故表现在病邪的传变途径，如外邪之内传脏腑、脏腑之间的相互传变、内脏病变反映于体表等。而血脉痹阻所产生的病变，如痹证、痿证、厥证、瘫痪、肿瘤、关节不利等，以及内、外、妇、儿、骨伤等科中的诸多病证，均与经气失调、血脉不通的病理改变有关。特别是痛证，有"不通则痛""痛则不通"的论点，所谓通与不通，无不与经脉之和调与否密切相关。

（五）精气充沛，津血布扬

精、气、血、津液，均是构成人体和维持生命活动的基本物质。因此也是康复的物质基础。精、气、血、津液在康复方面要发挥其重要的作用，不仅在于精、气、血、津液的充沛，还在于气、血、津液的布扬，后者尤其重要。如《灵枢·天年》有“气以度行”“血脉和调”“津液布扬，各如其常，故能久长”的记载。说明气血流畅、血脉和调与津液布扬是健康长寿、养生保健的基本条件。反之，气机阻滞、血脉瘀阻、津停痰瘀等则是人体衰老、病后康复的主要病理改变。

（六）三因致病，重在七情

引起人体发生疾病有多方面的因素，外在的因素是六淫、疫疠侵袭，为外感病的致病因素；内在的因素是七情失调，为内因病的致病因素；而饮食失宜、劳逸失当，以及跌打损伤、虫兽咬伤、烧烫伤、冻伤等为不内外因。七情太过，极易损伤五脏，导致多种疾病，严重影响人体的健康。在产后康复中产妇因产后多虚、心血不足、肝气郁结、瘀血停滞等原因导致心神失养，出现情志异常，因而调节精神情志，使脏腑器官得以协调，从而尽快恢复产妇的正气和相关功能非常重要。

第二节　产后康复主要方剂的应用

产妇在产褥期内发生与分娩或产褥有关的疾病，称为产后病。常见的产后病有恶露不绝、缺乳、乳痈、大便难、多汗、盗汗、身痛、血崩等。

一、产后恶露不绝

产后恶露不绝，是由于产时劳伤经脉，导致气血运行失常，而致产后 3 周以上，仍有阴道出血。相当于子宫复旧不良，子宫轻度感染。

（一）脾虚气陷证

补中益气汤（《脾胃论》）加鹿角胶、艾叶炭

【组成】人参 15g，黄芪 15g，炙甘草 6g，当归 10g，陈皮 10g，升麻 10g，柴胡 6g，白术 10g，鹿角胶 15g，艾叶炭 10g。

【用法】用水 300mL，煎至 150mL，去滓，空腹时温服。

【功效】补气摄血。

【主治】产后恶露过期不止，量多或淋沥不断，色淡红，质稀薄，无臭味，小腹空坠，神倦懒言，面色淡白，舌淡，脉缓弱。

【方解】方中重用黄芪，味甘微温，入脾肺经，补中益气，升阳固表，为君药。配

伍人参、炙甘草、白术补气健脾为臣，与黄芪合用，增强其补中益气之功。血为气之母，气虚时久，营血亏虚，故用当归养血和营，协人参、黄芪补气养血；陈皮理气和胃，使诸药补而不滞，共为佐药。并以少量升麻、柴胡升阳举陷，协助君药升提下陷之中气，又以鹿角胶、艾叶炭温阳益气摄血，为佐使药，炙甘草调和诸药，亦为使药。《本草纲目》云："升麻引阳明清气上行，柴胡引少阳清气上行。此乃禀赋虚弱，元气虚馁，及劳役饥饱，生冷内伤，脾胃引经最要药也。"

【临床运用】产后恶露不尽。临床以产后恶露过期不止，舌淡，脉缓弱为辨证要点。

（二）血热内扰证

保阴煎（《景岳全书》）加减

【组成】生地黄 15g，黄柏 10g，白芍 15g，山药 15g，川续断 12g，黄芩 10g，甘草 6g，墨旱莲 24g，阿胶 15g，乌贼骨 30g。

【用法】水 400mL，煎至 280mL，空腹时温服。

【功效】养阴，清热，止血。

【主治】产后恶露过期不止，量较多，色深红，质黏稠，有臭秽气，面色潮红，口燥咽干，舌质红，脉虚细而数。

【方解】方中以生地黄养阴清热、凉血止血；阿胶、白芍滋阴养血，滋补肝肾；旱莲草滋补肝肾，凉血止血；乌贼骨收敛止血；黄芩、黄柏清热止血，清肝肾之伏热；续断益肾固冲任；山药、甘草补脾益气和中。全方养阴清热，凉血止血，从而使热去而阴不伤，血安而经自调。

【临床运用】产后或流产后，阴道出血量多，或淋沥不净，时间超过 3 周。临床以血色鲜红或深红，质黏稠，脉细或细数，舌质红，苔薄黄为辨证要点。

（三）寒凝血瘀证

生化汤（《傅青主女科》）

【组成】全当归 24g，川芎 9g，桃仁（去皮尖）6g，干姜（炮黑）2g，炙甘草 2g。

【用法】水煎服，或加黄酒同煎。

【功效】养血祛瘀，温经止痛。

【主治】产后恶露淋沥，涩滞不畅，量少，色紫暗有块，小腹冷痛拒按，舌紫暗或边有紫点，脉弦涩或沉而有力。

【方解】本方证为产后血虚受寒，瘀血内阻胞宫所致。方中全当归味辛甘而性温，一药三用：一取其补血之功，以补产后血虚之不足；二取活血之用，以化瘀生新，寓生新于补血之中，生新不致留瘀，化瘀而不伤血；三取温经散寒之效，以治小腹冷痛。故最适合产后虚、寒、瘀之病机，故重用为君药。川芎活血行气止痛；桃仁活血祛瘀，共为臣药，助君药活血祛瘀，以治恶露不行。因产后血虚夹寒，故配炮姜入血分，温经散寒以止痛；黄酒温经行血，助药力通血脉。二者配伍重在温经散寒止痛，以治小腹冷痛，共为佐药。炙甘草调和诸药，为使药。诸药合用，养血与活血并用，有化瘀生新之功，故有“生化”之名。

【临床运用】妇女产后常用方剂。临床以产后恶露不行，小腹冷痛为辨证要点。

二、产后缺乳

产后缺乳，系气血不足，不能生乳，或肝郁气滞，乳脉阻塞，导致产妇在哺乳期乳汁甚少或全无，亦称产后乳汁不行。其临床表现为哺乳时乳汁减少，或乳房肿块，挤奶时疼痛难忍，不足以喂养新生儿。由于环境和心理因素的影响，产后缺乳已成为妇产科的常见病、多发病。

（一）气血亏虚证

通乳丹（《傅青主女科》）

【组成】人参 30g，黄芪 30g，当归 60g，麦门冬 15g，木通 0.9g，桔梗 0.9g，猪蹄 500g。

【用法】水煎，共取汁 500mL，每日 1 剂，分 3 次饭前温服。

【功效】补气，养血，通乳。

【主治】产后乳少，甚或全无，乳汁清稀，乳房柔软，无胀感，伴面色少华，舌淡，少苔，脉虚细。

【方解】方中人参、黄芪大补元气，当归、麦门冬养血滋阴，猪蹄补血通乳，木通宣络通乳，桔梗载药上行，全方共奏补养气血而通乳之功。

【临床运用】产后气血两虚，乳汁短少。临床以产后乳少，面色少华，舌淡，少苔，脉虚细为辨证要点。

（二）肝气郁滞证

下乳涌泉散（《清太医院配方》）

【组成】当归 10g，白芍 15g，川芎 10g，生地黄 15g，柴胡 6g，青皮 10g，天花粉 15g，漏芦 10g，通草 10g，桔梗 6g，白芷 10g，穿山甲（猪蹄甲代）10g，王不留行 10g，甘草 6g。

【用法】上为细末，每服 6g，日服三次，温黄酒送下。

【功效】疏肝解郁，通络下乳。

【主治】产后乳汁甚少或全无，乳汁稠，而乳房胀硬而痛，情志抑郁不乐，胸胁胀痛，食欲减退，或有微热，舌质暗红或尖边红，苔薄黄，脉弦细或弦数。

【方解】方中柴胡疏肝解郁，调畅气血，为君药。乳血同源，阴血虚则乳汁化生不足，故以当归、生地黄、白芍、川芎养血和血，以助乳汁生化，共为臣药。青皮疏肝破气，王不留行、猪蹄甲能通达畅行气血，善通经下乳；通草能清热通气下乳，漏芦可解毒消痈，通下乳汁；天花粉、白芷清热解毒消肿，合而用之，既能通乳，又能清热通窍，消肿止痛，以防补而不畅，乳汁壅滞，故为佐药。桔梗宽胸行气，载药上行，甘草调和诸药，为佐药。

【临床运用】肝郁气滞产后缺乳。临床以产后乳汁甚少或全无，气郁胁痛，舌红苔薄黄，脉弦为辨证要点。

三、产后乳痈

产后乳痈，是指产后乳房有肿块，红、肿、热、痛，乳汁排出不畅，或伴有恶寒发热。中医学的乳痈属于急性乳腺炎范畴。西医学根据炎症发展的不同阶段，分为早期（郁滞期）、成脓期和溃后期 3 个阶段。中医药治疗方面，各医家是在辨证论治的基础上，以通为法。

（一）肝郁气滞证（此证见于郁滞期）

瓜蒌牛蒡汤（《医宗金鉴》）加减

【组成】全瓜蒌 15g，柴胡 10g，牛蒡子 15g，蒲公英 15g，桔梗 10g，青皮 15g，赤芍 15g，丝瓜络 15g，金银花 15g，白术 30g，枳实 15g，莱菔子 15g。

【用法】每日 1 剂，水煎两次，日服两次。

【功效】清热疏肝，通乳散结。

【主治】以乳房疼痛或酸胀不适为主诉，乳汁排出不畅，伴或不伴肿块，口苦，胸闷，或伴恶寒发热，舌红、苔黄，脉弦者。

【方解】乳头属肝，乳房属胃，乳痈是由于肝郁气滞，疏泄失职，脾胃失和，胃热壅滞，致使经络阻隔，营气不和而发病。本方具有清阳明胃热，疏厥阴之气的功效。方中全瓜蒌、牛蒡子清热解毒，散结消肿；柴胡、青皮、枳实疏肝理气，化痰解郁；蒲公英、金银花清热解毒消肿；丝瓜络、赤芍祛风通经，活血消肿；白术、莱菔子健脾消食，降气化痰；桔梗宽胸行气，载药上行，全方共奏疏肝理气，散结消肿之功。

【临床运用】产后乳痈初起。临床以红肿热痛，或身发寒热，舌红、苔黄，脉弦为辨证要点。

（二）胃热壅盛证（此证见于成脓期）

瓜蒌牛蒡汤合透脓散（《外科正宗》）加减

【组成】炮穿山甲（猪蹄甲代，先煎）10g，皂角刺 30g，王不留行 15g，蒲公英 15g，桔梗 10g，丝瓜络 15g，漏芦 30g，郁金 10g，青皮 15g，白术 30g，枳实 15g，莱菔子 15g。

【用法】每日 1 剂，水煎两次，日服两次。

【功效】清热解毒，托里排脓。

【主治】以乳房肿块增大、按之应指，皮肤灼热，疼痛剧烈，壮热，身痛骨楚，溲赤便秘，舌质红或红绛，苔黄腻或黄糙，脉滑数或洪为主证。

【方解】方中猪蹄甲溃坚破结；郁金、青皮疏肝理气散结，气行则乳行；漏芦、丝瓜络、王不留行清热通络，辅以蒲公英、皂角刺清热解毒，增强消痈之功，使邪有出路；桔梗引药上行；配合莱菔子、枳实泄胃热；以白术健脾益气，扶正祛邪，助长新肉。全方共奏清热解毒，托里排脓之功。

【临床运用】产后乳痈成脓期。临床以痈疡红、肿、热、痛，质软脓成，不易溃破为证治要点，亦可用于体表化脓性疾病，属邪实正盛、酿脓难溃者。

（三）气血两虚，余毒未清证（此证见于溃后期）

托里消毒散（《外科正宗》）加减

【组成】生黄芪 30g，党参 15g，白术 15g，云茯苓 15g，怀山药 15g，皂角刺 30g，蒲公英 15g，炒白扁豆 20g，砂仁（后下）10g，陈皮 10g，麦芽、稻芽各 15g，桔梗 10g，川芎 20g，白芍 15g。

【用法】每日 1 剂，水煎两次，日服两次。

【功效】益气养血，和营托毒。

【主治】乳痈溃后期，以溃后脓水不断或脓汁清稀，愈合缓慢，乳汁从疮口溢出，形成乳漏，全身乏力，面色少华，舌淡苔薄，脉弱无力为主证。

【方解】生黄芪、党参益气养血、托疮生肌；白术、茯苓、怀山药、白扁豆健脾益气化湿；砂仁、陈皮醒脾理气宽胸；麦芽行气健脾、回奶消胀，稻芽健脾开胃；川芎、白芍、皂角刺、蒲公英等养血活血、清热解毒；桔梗引药上行。本方补虚解毒并行，故适用于治疗痈疽已成，因气血不足不能助其腐化之证。服用本方可使其速溃，则腐肉易脱，而新肉自生。全方共奏益气养血，和营托毒之功。

【临床运用】产后乳痈溃后期，以气血两虚，余毒未清最为常见。临床以溃后脓水不断或脓汁清稀，愈合缓慢，舌淡苔薄，脉弱无力为辨证要点。

四、产后大便难

由于分娩时失血伤津，肠道失于濡润，出现大便艰涩，数日不解，或排便时干燥疼痛，难以排出，称为产后大便难。

（一）血虚津亏证

四物汤加味（《太平惠民和剂局方》）

【组成】熟地黄 15g，白芍 15g，当归 15g，川芎 9g，肉苁蓉 15g，柏子仁 9g，火麻仁 9g。

【用法】水煎，共取汁 500mL，每日 1 剂，分 3 次饭前温服。

【功效】养血润燥。

【主治】产后大便干燥，数日不解，或解时艰涩难下，但腹无胀痛，饮食如常，面色萎黄，皮肤不润。舌淡苔薄，脉虚涩。

【方解】本方证为产妇素体血虚，产时产后出血过多，致血虚津亏，肠道失于濡润，致肠燥便难。方中用四物汤养血润燥，加肉苁蓉、柏子仁、火麻仁滑肠通便，诸药合用，共奏养血润燥益气，润肠通便之功效。

【临床运用】临床以产后大便干燥，艰涩难下，舌淡，苔薄白，脉细弱为辨证要点。

（二）脾虚气陷证

黄芪汤（《金匮翼》）加味

【组成】黄芪 15g，陈皮 10g，麻仁 10g，杏仁 10g，郁李仁 10g，白蜜适量。

【用法】水煎，熬好最后入白蜜，每日 1 剂，分 3 次饭前温服。

【功效】益气润肠。

【主治】气虚型便秘，大便不硬，虽有便意，但排便困难，便后乏力，面白神疲，舌淡、苔薄，脉弱。

【方解】方中黄芪补脾肺之气兼行气，陈皮理脾胃之气，火麻仁、杏仁、郁李仁、白蜜均可润肠通便，且郁李仁兼有下气利水之功，共奏补气健脾，润肠通便之功。

【临床运用】气虚性便秘。临床以排便困难，面白神疲，舌淡、苔薄，脉弱为辨证要点。

五、产后自汗、盗汗

产后气血较虚，腠理不密，卫阳不固，出现涔涔汗出，持续不止，动则益甚者，称产后自汗。阴虚内热，浮阳不敛而睡后汗出湿衣，醒来即止者，称为产后盗汗。

（一）肺卫气虚证

黄芪汤（《济阴纲目》）

【组成】黄芪 15g，白术 10g，防风 10g，熟地黄 15g，煅牡蛎 30g，白茯苓 15g，麦冬 15g，甘草 6g，大枣 3g。

【用法】水煎服，每日 1 剂，分 3 次饭前温服。

【功效】补气固表，和营止汗。

【主治】产后汗出较多，不能自止，动则益甚，时或恶风，面色㿠白，气短懒言，语声低怯，倦怠乏力，舌质淡，苔薄，脉细无力。

【方解】黄芪、白术、茯苓、甘草健脾补气固表，熟地黄、麦冬、大枣养阴补血，牡蛎固涩敛汗，防风走表，助黄芪、白术以益气御风，全方共奏补气固表之功。

【临床运用】卫气不固自汗证，也用于治疗产后气虚自汗。临床以产后汗出较多，倦怠，舌淡、苔薄，脉虚弱为辨证要点。

（二）阴虚内热证

生脉散（《内外伤辨惑论》）加味

【组成】人参 15g，麦冬 15g，五味子 4.5g，煅牡蛎 30g，浮小麦 30g，生地黄 15g，白芍 15g。

【用法】水煎服，每日 1 剂，分 3 次饭前温服。

【功效】养阴益气，生津敛汗。

【主治】产后睡中汗出，甚则湿透衣衫，醒来即止，面色潮红，头晕耳鸣，口燥咽干，或五心烦热，腰膝酸软，舌红嫩或绛，少苔或无苔，脉细数无力。

【方解】方中人参甘温，益元气，补肺气，生津液，故为君药；麦门冬甘寒养阴清热，润肺生津，为臣药，人参、麦冬合用，则益气养阴之功益彰；五味子酸温，敛肺止汗，生津止渴；煅牡蛎、浮小麦固涩敛汗；生地黄、白芍滋阴养血，共为佐药。全方补、润、敛，益气养阴，生津止渴，敛阴止汗，使气复津生，汗止阴存，气充脉复。

【临床运用】产后阴虚盗汗。临床以汗多神疲，体倦乏力，气短懒言，舌干红少苔，脉虚数为辨证要点。

六、产后身痛

产后身痛为产妇在产褥期或产后出现肢体关节酸痛、麻木、重着、肿胀，又称“产后遍身痛”“产后关节痛”“产后痛风”“产后风”等。产后身痛为常见的一种产后病，该病最早记载于《当归堂医丛·产育宝庆集》“产后遍身疼痛”。

（一）营血亏虚证

黄芪桂枝五物汤（《金匮要略》）

【组成】黄芪 15g，桂枝 12g，芍药 12g，生姜 25g，大枣 4 枚。

【用法】水煎服，每日 1 剂，分 3 次饭前温服。

【功效】益气温经，和血通痹。

【主治】产后营卫虚弱之血痹，产妇肌肤麻木不仁，或遍身肢节疼痛，或汗出恶风，舌淡苔白，脉微涩而紧。

【方解】黄芪桂枝五物汤，在风痹可治，在血痹亦可治也。以黄芪为主固表补中，佐以大枣；以桂枝治卫升阳，佐以生姜；以芍药入营理血，共成厥美。以上 5 味中药营卫兼顾，且表营卫里胃肠亦兼理矣。推之中风于皮肤肌肉者，亦兼理矣。

【临床运用】本方为产后营血亏虚，遍身疼痛的常用方。临床以关节酸痛，麻木重着，或身体不仁，微恶风寒，舌淡苔白，脉微涩而紧为辨证要点。

（二）肝肾亏虚证

独活寄生汤（《备急千金要方》）

【组成】独活 9g，桑寄生 9g，杜仲 6g，牛膝 6g，细辛 3g，秦艽 6g，茯苓 6g，肉桂心 6g，防风 6g，川芎 6g，人参 6g，甘草 3g，当归 6g，芍药 6g，干地黄 6g。

【用法】水煎服，每日 1 剂，分 3 次饭前温服。

【功效】祛风湿，止痹痛，益肝肾，补气血。

【主治】产后腰膝冷痛，酸重无力，屈伸不利，或麻木偏枯，冷痹日久不愈。

【方解】方中用独活、桑寄生祛风除湿，养血和营，活络通痹为主药；牛膝、杜仲、干地黄补益肝肾，强壮筋骨为辅药；川芎、当归、芍药补血活血；人参、茯苓、甘草益气扶脾，均为佐药，使气血旺盛，有助于祛除风湿；又佐以细辛搜风，治风痹，肉桂祛寒止痛，使秦艽、防风祛周身风寒湿邪。各药合用，是为标本兼顾，扶正祛邪之剂。对产后风寒湿三气着于筋骨的痹证，为常用有效的方剂。

【临床运用】本方为治疗产后肝肾两亏，气血不足，风寒湿邪外侵之腰膝疼痛的常用方。临床以腰膝冷痛，肢节屈伸不利，舌淡、脉细弱为辨证要点。

七、产后血崩

（一）气不摄血证

升举大补汤（《傅青主女科》）去黄连

【组成】人参 15g，黄芪 15g，白术 10g，陈皮 10g，川芎 6g，升麻 10g，当归 10g，熟地黄 15g，麦冬 15g，炙甘草 6g，白芷 10g，荆芥穗 4.5g。

【用法】加大枣，水煎服，每日 1 剂，分 3 次饭前温服。

【功效】大补气血。

【主治】产后下血如崩，色红或淡红，质稀，面色苍白，腰膝酸软，头晕目眩，精神疲乏，心悸气短，甚或出现冷汗淋漓，四肢厥冷，神志昏迷等症，舌淡，苔薄，脉微或虚大。

【方解】本方以补中益气汤为主，补中益气，升阳举陷，健脾止崩，方中人参、黄芪、白术、炙甘草、升麻益气升提，固冲摄血，陈皮补而不滞；熟地黄、当归、川芎补血益精；麦冬养阴生津；白芷辛香醒神；荆芥穗固经止血。诸药合用共奏益气滋荣，摄血止崩之功。

【临床运用】产后血崩。临床以面色苍白，头晕目眩，舌淡，苔薄为辨证要点。

（二）血热内扰证

丹栀逍遥散（《女科撮要》）加墨旱莲、生地炭

【组成】丹皮 10g，栀子 10g，当归 10g，白芍 15g，柴胡 6g，白术 10g，茯苓 15g，甘草 6g，墨旱莲 24g，生地炭 15g。

【用法】水煎取汁，分两次服，日服 1 剂。

【功效】平肝清热，固冲止血。

【主治】产后下血量多，血色鲜红或紫，势急如崩，头胀眩晕，胸胁胀痛，烦躁易怒，舌质偏红苔黄，脉弦数。

【方解】方中用柴胡疏肝解郁，调理气机；白术、茯苓、甘草益气，白术偏于健脾，茯苓偏于渗利，甘草偏于缓急；当归、芍药补血，当归偏于活血，芍药偏于敛阴；栀子、丹皮清热凉血，栀子偏于泻火，牡丹皮偏于散瘀；芍药与柴胡配伍，柔肝缓急，与当归配伍补血养血；墨旱莲凉血止血，生地炭凉血滋阴，方药相互为用，以疏肝清热，养血健脾为主。

【临床运用】产后下血量多，血色鲜红。临床以两胁作痛，头痛目眩，易怒，舌质偏红、苔黄，脉弦数为辨证要点。

（三）脾虚冲脉不固证

固冲汤（《医学衷中参西录》）

【组成】白术（炒）30g，生黄芪 18g，龙骨煅（捣细）24g，牡蛎煅（捣细）24g，山萸肉 24g，生杭芍 12g，海螵蛸（捣细）12g，茜草 9g，棕边炭 6g，五倍子（轧细，药汁送服）1.5g。

【用法】水煎服，每日 1 剂，分 3 次温服。

【功效】益气健脾，固冲摄血。

【主治】脾气虚弱，冲脉不固之崩漏证。崩漏或月经过多，色淡质稀，心悸气短，头晕肢冷，四肢乏力，舌淡，脉微弱。

【方解】本方证为脾气虚弱，冲脉不固所致。方中重用白术、黄芪补气，使脾健统摄有权，以周冲摄血，为君药；山萸肉、白芍甘酸敛阴，既补益肝肾，又敛阴摄血，共为臣药；煅龙骨、煅牡蛎、棕榈炭、海螵蛸、五倍子收敛固涩以止血；茜草祛瘀止血，使血止而不留瘀，共为佐药。

【临床运用】本方为治脾虚冲任不固之崩漏下血的常用方。临床以出血量多，色淡质稀，心悸气短，舌淡，脉微弱为辨证要点。

第三节　产后康复穴位的定位与应用

一、头颈部常用腧穴

1. 百会

定位：位于后发际正中直上 7 寸处，或当头部正中线与两耳尖连线的交点处。

应用：产后头晕、头痛、失眠、记忆力下降、神经衰弱等。

2. 四神聪

定位：位于头部，百会穴前后左右旁开各 1 寸，共 4 穴。

应用：产后头晕、头痛、失眠、记忆力下降、神经衰弱、目疾等。

3. 神庭

定位：在头部，当前发际正中直上 0.5 寸。

应用：产后头痛、眩晕、失眠等。

4. 印堂

定位：在前额部，位于两眉头连线中点处。

应用：产后失眠、健忘、头痛、眩晕、产后血晕、子痫等。

5. 太阳

定位：在颞部，位于眉梢与目外眦之间，向后约 1 横指的凹陷处。

应用：产后头痛、偏头痛、目疾等。

6. 头维

定位：在额角发际直上 0.5 寸，头正中线旁开 4.5 寸。

应用：产后头痛、目眩、目痛、迎风流泪等头目病症。

7. 率谷

定位：在头部，耳尖直上入发际 1.5 寸。

应用：产后偏头痛、眩晕等。

8. 风池

定位：位于后颈部，胸锁乳突肌与斜方肌上端之间的凹陷中，与风府穴相平。

应用：产后头痛、眩晕、感冒、鼻塞、耳鸣、耳聋、颈项强痛等症。

二、胸腹部常用腧穴

1. 膻中

定位：在胸部，前正中线上，横平第 4 肋间隙。

应用：产后乳少、乳痈、乳癖等胸乳病症。

2. 中脘

定位：前正中线上，位于脐上 4 寸处，或脐与胸剑联合连线的中点处。

应用：产后腹胀、腹痛、纳呆、呕吐、吞酸等脾胃不适病症。

3. 神阙

定位：位于脐窝中央。

应用：产后腹胀、腹痛、腹泻、便秘、水肿、小便不利等。

4. 气海

定位：在下腹，前正中线上，当脐中下 1.5 寸。

应用：产后腹胀、腹痛、腹泻、便秘、遗尿、虚脱等病症。

5. 关元

定位：前正中线上，位于脐下 3 寸处。

应用：产后小腹疼痛、阴挺、恶露不尽、胞衣不下等产后妇科病症；产后虚劳羸瘦、无力等元气虚损病症。

6. 中极

定位：前正中线上，位于脐下 4 寸处。

应用：产后小便不利、遗尿、癃闭等泌尿系统病症；产后月经不调、崩漏、带下、阴挺、阴痒、产后恶露不尽、带下等妇科病症。

7. 乳根

定位：在胸部，第 5 肋间隙，前正中线旁开 4 寸。

应用：产后乳痈、乳癖、乳少等病症。

8. 期门

定位：在胸部，第 6 肋间隙，前正中线旁开 4 寸。

应用：产后乳痈、胸胁胀痛等病症。

9. 梁门

定位：在上腹部，当脐中上 4 寸，距前正中线 2 寸。

应用：产后腹胀、腹痛等病症。

10. 滑肉门

定位：在上腹部，当脐中上 1 寸，距前正中线 2 寸。

应用：产后腹胀、腹痛、腹部肥胖等病症。

11. 天枢

定位：位于脐中旁开 2 寸。

应用：产后腹胀、腹痛、便秘、腹泻等病症。

12. 归来

定位：在下腹部，当脐中下 4 寸，距前正中线 2 寸。

应用：产后小腹疼痛、子宫下垂等病症。

13. 大横

定位：在腹部，脐中旁开 4 寸。

应用：产后腹痛、腹泻、便秘、腹部肥胖等病症。

14. 带脉

定位：在侧腹部，章门下 1.8 寸，当第 12 肋骨游离端下方垂线与脐水平线的交点上。

应用：产后月经不调、闭经、赤白带下等妇科经带病症；胁痛、腹部肥胖等症。

三、背部常用腧穴

1. 大椎

定位：后正中线上，位于第 7 颈椎棘突下凹陷中。

应用：产后骨蒸潮热、盗汗、项强、脊痛等病症。

2. 肩井

定位：第 7 颈椎棘突与肩峰最外侧点连线的中点处。

应用：产后颈项强痛，肩背疼痛，上肢不遂；滞产、乳痈、乳汁不下、乳癖等妇产科及乳房疾患。

3. 天宗

定位：在肩胛区，肩胛冈中点与肩胛骨下角连线上 1/3 与下 2/3 交点凹陷中。

应用：产后肩胛疼痛、肩背部损伤等局部病症。

4. 膈俞

定位：位于第 7 胸椎棘突下，后正中线旁开 1.5 寸。

应用：产后血瘀诸症；潮热、盗汗等症。

5. 肝俞

定位：位于第 9 胸椎棘突下，后正中线旁开 1.5 寸。

应用：产后胁痛、目视不明、流泪、目赤肿痛等病症。

6. 脾俞

定位：位于第 11 胸椎棘突下，后正中线旁开 1.5 寸。

应用：产后腹胀、纳呆、腹泻、身体消瘦、背痛等病症。

7. 肾俞

定位：位于第 2 腰椎棘突下，后正中线旁开 1.5 寸。

应用：产后腰痛、头昏、耳鸣耳聋等病症。

8. 命门

定位：在腰部，当后正中线上，第 2 腰椎棘突下凹陷中。

应用：产后腰脊强痛、手足逆冷等病症。

9. 大肠俞

定位：位于第 4 腰椎棘突下，后正中线旁开 1.5 寸。

应用：产后腰腿痛、便秘、腹痛、泄泻、脱肛等病症。

10. 腰阳关

定位：在腰部，当后正中线上，第 4 腰椎棘突下凹陷中。

应用：产后腰骶疼痛等病症。

四、上肢部常用腧穴

1. 肩髃

定位：在肩峰前下方，当肩峰与肱骨大结节之间，上臂平举时，当肩峰前下方的凹陷中。

应用：产后肩臂疼痛等病症。

2. 肩髎

定位：臂外展时，肩峰后下方呈现凹陷处。

应用：产后肩臂疼痛等病症。

3. 曲池

定位：屈肘，成直角，在肘横纹外侧端与肱骨外上髁连线中点。

应用：产后手臂痹痛、上肢不遂等上肢病症；咽喉肿痛、齿痛、目赤肿痛等五官热性病症。

4. 内关

定位：位于腕横纹上 2 寸，掌长肌腱与桡侧腕屈肌腱之间。

应用：产后胸闷、心悸等心疾；产后郁证、失眠等症；产后胃脘部不适病症。

5. 阳溪

定位：在腕背横纹桡侧，手拇指上翘起时，当拇短伸肌腱与拇长伸肌腱之间的凹陷中。

应用：产后手腕痛等病症。

6. 合谷

定位：位于手背，第 1、第 2 掌骨之间，约平第 2 掌骨桡侧中点处。

应用：产后发热恶寒等外感病症，热病无汗或多汗。

7. 神门

定位：位于腕横纹尺侧端，尺侧腕屈肌腱的桡侧凹陷中。

应用：产后失眠、健忘、惊悸、怔忡、胸胁痛等病症。

五、下肢部常用腧穴

1. 足三里

定位：位于犊鼻穴下 3 寸，胫骨前嵴外 1 横指处。

应用：产后虚劳诸症；产后胃脘部不适病症。

2. 丰隆

定位：位于外踝高点上 8 寸，条口穴外 1 寸（距胫骨前缘 2 横指）。

应用：产后腹胀、便秘、头晕、肥胖等病症。

3. 三阴交

定位：位于内踝尖上 3 寸，胫骨内侧面后缘。

应用：产后肠鸣泄泻、腹胀、食不化等脾胃虚弱病症；月经不调、崩漏、赤白带下、阴挺、经闭、痛经、难产、不孕、滞产等妇产科病症；心悸、失眠、高血压；下肢痿痹；阴虚诸病症。

4. 阴陵泉

定位：位于胫骨内侧髁下方凹陷处。

应用：产后腹胀、泄泻、水肿、小便不利、遗尿、黄疸等脾不运化水湿病症。

5. 阳陵泉

定位：位于腓骨小头前下方凹陷处。

应用：产后胁痛、口苦呕吐、吞酸等病症。

6. 地机

定位：在小腿内侧，阴陵泉下 3 寸，胫骨内侧面后缘。

应用：产后腹痛、崩漏、月经不调等妇科病；腹痛、腹泻等肠胃病症。

7. 委中

定位：腘窝横纹中央，当股二头肌肌腱与半腱肌肌腱的中间。

应用：产后腰背疼痛病症。

8. 涌泉

定位：足趾跖屈时，于足底（去趾）前 1/3 凹陷处。

应用：产后头晕、头痛、失眠、大便难等病症。

第四节　产后中医外治疗法

一、推拿

产后推拿是针对产妇的体质特点，通过专业的推拿手法刺激经络、腧穴，疏经通络，调节人体脏腑功能，预防和治疗产后常见病症，如产后头痛、颈肩痛、腰痛等，加快产后机体功能的恢复。

（一）头面部推拿

头面部推拿可用于调理产妇常见的头痛、记忆力下降、失眠、嗜睡、倦怠、眼部不适等症。

产妇取仰卧位，依次进行如下操作步骤。

1. 指揉前额自印堂穴至前发际正中，操作 1 分钟。

2. 自前额正中向两旁分推前额至太阳穴，并在太阳穴处做点揉，操作 10 遍。

3. 推按眼周：先从印堂分推至攒竹、鱼腰、丝竹空、太阳，再从内眼角经承泣推至瞳子髎，反复操作 10 遍。

4. 点按头顶：重点点按头部督脉循行线，按揉百会、四神聪，操作 1 分钟。

5. 点揉枕后风池穴，以酸胀为度。

6. 摩掌熨目：两掌摩擦，搓热后将两掌心放于两眼上，使眼部有温热舒适感为佳。

（二）胸腹部推拿

胸腹部操作可用于调理产妇缺乳、腹部肥胖、便秘等症。

产妇取仰卧位，依次进行如下操作步骤。

1. 开胸顺气：自胸部正中线沿肋间隙向两旁分推 10 遍。

2. 按揉膻中 1 分钟。

3. 分推腹部 10 遍。

4. 顺时针摩腹 1 分钟。

5. 点揉腹部中脘、梁门、天枢、气海、关元、归来等穴，至腹部有温热舒适感为佳。

6. 掌推任脉自天突穴至曲骨穴，操作 10 遍左右。

（三）颈肩部推拿

颈肩部操作可用于调理产妇因照护婴儿所致颈肩部酸痛不适等症。

产妇取俯卧位或坐位，依次进行如下操作步骤。

1. 拿颈部肌肉，自上而下操作 1 分钟。

2. 拿肩部斜方肌，操作 1 分钟。

3. 揉拨肩胛部肌肉，操作 1 分钟。

4. 点按风池、肩井、天宗、肩贞等穴，以酸胀为度。

5. 拍肩背部，以局部温热舒适为度。

（四）腰臀部推拿

腰臀部操作可缓解腰背肌劳损、解除疲劳、强腰壮肾、调节脏腑功能，用于调理产后腰骶部疼痛等症。

产妇取俯卧位，依次进行如下操作步骤。

1. 推腰背部：自上而下分别推腰背部督脉循行线及两侧腰背肌。

2. 揉腰背部肌肉，反复 5 遍。

3. 弹拨腰背肌，以酸胀为度。

4. 掌揉臀部，反复 5 遍。

5. 点按命门、腰阳关、肾俞、大肠俞、秩边、环跳等穴，以酸胀为度。

6. 轻拍腰骶部，以局部温热为度。

7. 横擦腰骶部，以透热为度。

二、灸法

灸法主要是指借灸火的热力和药物的作用，对腧穴或病变部位进行烧灼、温熨，达到防治疾病目的的一种方法。施灸的材料很多，但以艾叶作为主要灸料，故称为艾灸。《医学入门·针灸》中记载：“药之不及，针之不到，必须灸之。”说明灸法在临床上具有独特的疗效。

（一）灸法的作用

1. 温经散寒　灸火的温和热力具有温通经络、驱散寒邪的作用。《素问·异法方宜论》记载：“脏寒生满病，其治宜灸焫。”说明灸法更适合治疗寒性病症。临床上灸法常用于治疗寒凝血滞、经络痹阻所致的寒湿痹痛、痛经、闭经、胃脘痛、腹痛、泄泻、痢疾等病症。

2. 扶阳固脱　灸法具有扶助阳气、举陷固脱的作用。《扁鹊心书·须识扶阳》记载：“真阳元气虚则人病，真阳元气脱则人死，保命之法，灼艾第一。”说明阳气下陷或欲脱之危证，可用灸法。临床多用于治疗脱证和中气不足、阳气下陷而引起的遗尿、脱肛、阴挺、崩漏、带下、久泻等病症。

3. 消瘀散结　灸法具有行气活血、消瘀散结的作用。《灵枢·刺节真邪》记载：“脉中之血，凝而留止，弗之火调，弗能取之。”气为血帅，血随气行，气得温则行，气行则血行。灸法能使气机通调，营卫和畅，故瘀结自散。所以，临床用于治疗气血凝滞之疾，如乳痈初起、瘰疬、瘿瘤等病症。

4. 防病保健　灸法可以激发人体正气，增强抗病能力。未病施灸有防病保健、益寿延年的作用，古人称为“逆灸”，现代称为“保健灸”。《备急千金要方》记载：“凡入吴蜀地游宦，体上常须两三处灸之，勿令疮暂瘥，则瘴疠瘟疟毒气不能着人也。”《医说·针灸》提出的“若要安，三里莫要干”，更说明常灸强壮要穴可强身健体，抵御外邪。

5. 引热外行　艾火的温热能使皮肤腠理开放，毛窍通畅，引热外行。《医学入门·针灸》记载：“热者灸之，引郁热之气外发。”灸法可用于治疗某些实热病症，如疖肿、带状疱疹、丹毒、甲沟炎等。对阴虚发热也可使用灸法，如选用膏肓、四花穴等治疗骨蒸潮热、虚劳咳喘。

（二）灸法的种类

常用灸法分为艾灸法和其他灸法。艾灸法主要以艾绒为材料，包括艾炷灸、艾条灸、温针灸、温灸器灸；其他灸法则使用艾绒以外的其他材料，常用的包括灯火灸、天灸（如白芥子灸、蒜泥灸、斑蝥灸等）。本节主要介绍产后康复临床常用的艾炷灸、艾条灸和温针灸。

1. 艾炷灸 是将艾绒制作成艾炷后，置于施灸部位点燃而治病的方法。艾炷灸又分直接灸与间接灸两类。

（1）直接灸 是将大小适宜的艾炷，直接放在皮肤上施灸的方法。又称明灸、着肤灸、着肉灸。若施灸时需将皮肤烧伤化脓，愈后留有瘢痕者，称为瘢痕灸；若不使皮肤烧伤化脓，不留瘢痕者，称为无瘢痕灸。临床较为少用，有研究表明电针结合子宫穴直接灸有利于初产妇产后盆膈裂孔的回缩，有助于产后盆底功能的恢复。

（2）间接灸 是指用药物或其他材料将艾炷与施灸腧穴部位的皮肤隔开，进行施灸的方法，又称隔物灸。常用的方法有以下几种：

1）隔姜灸 将鲜姜切成直径 2 ～ 3cm，厚 0.2 ～ 0.3cm 的薄片，中间以针刺数孔，置于应灸的腧穴部位或患处，再将艾炷放在姜片上点燃施灸。当艾炷燃尽，再易炷施灸。灸完所规定的壮数，一般 6 ～ 9 壮，以使皮肤红润而不起泡为度。本法有温胃止呕，通阳利尿，散寒止痛的作用，常用于产后因寒而致的呕吐（中脘为主穴）、腹痛（神阙为主穴），以及产后尿潴留（气海、关元、中极为主穴）、风寒痹痛等病症。

2）隔蒜灸 用鲜大蒜头，切成厚 0.2 ～ 0.3cm 的薄片，中间以针刺数孔（捣蒜如泥亦可），置于应灸腧穴或患处，然后将艾炷放在蒜片上，点燃施灸。待艾炷燃尽，易炷再灸，直至灸完规定的壮数，一般 5 ～ 7 壮。本法有清热解毒、杀虫等作用，多用于治疗瘰疬、肺痨及肿疡初起等病症。也有研究表明，应用隔蒜灸可用于治疗产后癃闭。

3）隔盐灸 用干燥的食盐（以青盐为佳）填敷于脐部，或于盐上再置一薄姜片，上置大艾炷施灸，一般灸 5 ～ 9 壮。本法有回阳、救逆、固脱的作用，多用于治疗伤寒阴证或吐泻并作、中风脱证等。治疗时需连续施灸，不拘壮数，以脉起、肢温、证候改善为度。亦可用于产后尿潴留、盆腔炎等的治疗。

4）隔附子饼灸 将附子研成粉末，用酒调和做成直径约 3cm，厚约 0.8cm 的附子饼，中间以针刺数孔，放在应灸腧穴或患处，上面再放艾炷施灸，直至灸完所规定壮数为止。本方有温补肾阳等作用。可用于治疗产后寒凝血瘀所致腹痛、腰痛等病症。

2. 艾条灸 是将艾绒制作成艾条进行施灸，可分为悬起灸和实按灸两种方式。

（1）悬起灸 施灸时将艾条悬放在距离穴位一定高度上进行熏烤，不使艾条点燃端直接接触皮肤，称为悬起灸。悬起灸根据其操作方法不同，分为温和灸、雀啄灸和回旋灸。

1）温和灸 施灸时将艾条的一端点燃，对准应灸的腧穴部位或患处，距皮肤

2～3cm，进行熏烤，使患者局部有温热感而无灼痛为宜。一般每处灸 10～15 分钟，至皮肤出现红晕为度。对于昏厥、局部知觉迟钝的患者，医者可将中、食二指分开，置于施灸部位的两侧，这样可以通过医者手指的感觉来测知患者局部的受热程度，以便随时调节施灸的距离，防止烫伤。

2）雀啄灸　施灸时，将艾条点燃的一端对准施灸部位的皮肤，并不固定在一定的距离，而是像鸟雀啄食一样上下活动，以给施灸局部一个变量的刺激。

3）回旋灸　施灸时，艾卷点燃的一端与施灸部位的皮肤虽然保持一定的距离，但不固定，而是向左右方向移动或反复回旋施灸。

以上诸法对一般应灸的病症均可采用，但温和灸多用于慢性病，雀啄灸、回旋灸多用于急性病。艾条灸通过刺激腹部穴位，可极大地提高膀胱张力，恢复膀胱神经功能，从而使患者自主排尿。

（2）实按灸　将点燃的艾条隔布或隔棉纸数层实按在穴位上，使热气透入皮肉，火灭热减后，重新点火按灸，称为实按灸。实按灸根据药条中加入的药物不同，分为太乙针灸、雷火针灸。

（三）灸法的注意事项

1. 施灸的禁忌

（1）对实热证、阴虚发热者，一般均不适宜灸治。

（2）对颜面、五官和有大血管的部位及关节活动部位，不宜采用瘢痕灸。

（3）孕妇的腹部和腰骶部也不宜施灸。

（4）一般空腹、过饱、极度疲劳和对灸法恐惧者，应慎施灸。

（5）对于体弱患者，灸治时艾炷不宜过大，刺激量不可过强，以防晕灸。一旦发生晕灸，应立即停止施灸，并做出及时处理。

2. 灸后处理　施灸后，局部皮肤出现微红灼热，属于正常现象，无须处理。

如因施灸过量，时间过长，局部出现小水疱，只要注意不擦破，可任其自然吸收。如水疱较大，可用消毒的毫针刺破水疱，放出水液，或用注射针抽出水液，再涂以烫伤油等，并以纱布包敷。

如有化脓灸者，在灸疮化脓期间，要注意适当休息，加强营养，保持局部清洁，并可用敷料保护灸疮，以防污染，待其自然愈合。如处理不当，灸疮脓液呈黄绿色或有渗血现象者，可用消炎药膏或玉红膏涂敷。

此外，施灸时应注意艾火勿烧伤皮肤或衣物。用过的艾条等，应装入小口玻璃瓶或筒内，以防复燃。

三、拔罐法

拔罐法是以罐为工具，利用燃烧、抽吸、挤压等方法排出罐内空气，造成负压，使之吸附于腧穴或相应体表，产生刺激，使被拔部位的皮肤充血、瘀血，以达到防治疾病目的的方法。

产后康复中常用的拔罐法，有以下几种。

1. 留罐法 又称坐罐。将罐吸附在体表后，使罐子吸拔留置于施术部位，留罐的时间视拔罐后皮肤的反应与患者的体质而定，一般为 5 ～ 15 分钟，然后将罐取下。此法是常用的一种方法，而且单罐、多罐皆可应用。可用于缓解产后颈肩腰背部疼痛。

2. 走罐法 亦称推罐法或拉罐法。拔罐时先在施术部位的皮肤或罐口上，涂一层润滑油，再将罐拔住，然后医者用右手握住罐子，向上、下或左、右需要拔的部位，往返推动，至所拔部位的皮肤红润、充血，甚或瘀血时，将罐起下。此法适用于面积较大，肌肉丰厚部位，如脊背、腰臀、大腿等部位。可用于缓解产后颈肩腰背部疼痛、腹部和背部的减肥等。

3. 闪罐法 即将罐拔住后，立即起下，反复多次地拔住起下、起下拔住，直至皮肤潮红、充血或瘀血为度。多用于局部皮肤麻木、疼痛或功能减退等疾患。可用于缓解产后腹胀腹痛、产后腹部减肥等。

上述拔罐操作时，应根据部位选择大小合适的罐，注意避免烧伤产妇皮肤，留罐过程中应注意观察，一般避免出现水疱。皮肤有过敏、溃疡、水肿现象的部位，以及剖宫产手术切口尚未完全愈合的部位不宜拔罐。

四、刮痧法

刮痧法是以中医经络皮部理论为基础，运用刮痧器具在体表的一定部位刮拭，以防治疾病的方法。其机理在于通过对十二皮部的良性刺激，达到疏通经络、行气活血、调整脏腑机能的作用。

（一）刮痧器具

刮痧器具主要是刮痧板，一般用水牛角或玉石材料制作而成。此外，也可使用边缘光滑、洁净、易于手持、不易损伤皮肤的日常用具，如硬币、铜钱、汤勺等。为润滑皮肤，使刮痧板能在皮肤上顺畅移动而不损伤皮肤，刮痧时常用刮痧乳或刮痧油为介质。

（二）刮痧操作

刮痧时，一般按先头面后手足、先腰背后胸腹、先上肢后下肢的顺序操作。刮痧方向一般按由上而下、由内而外单方向刮拭，并尽可能拉长距离。对下肢静脉曲张或下肢肿胀者，可由下而上逆刮。通常每个患者每次选 3 ～ 5 个部位，每个部位 20 ～ 30 次，以皮肤出现潮红、紫红色等颜色变化，或出现丘疹样斑点、条索状斑块等形态变化，并伴有局部热感或轻微疼痛为度。两次刮痧之间宜间隔 3 ～ 6 天。若病情需要缩短刮拭间隔时间，亦不能在原部位进行刮拭，而应另选其他相应部位进行操作。

刮痧时用力要均匀，力度由轻到重，以患者能够忍受为度。根据患者体质和刮拭部位，应选择不同的刮拭力量。其中体弱患者，以及面部刮拭，用力宜轻；体质强健患者，或者脊柱两侧、下肢等肌肉较为丰厚部位，用力偏重。

（三）刮痧在产后康复中的应用

胸腹刮痧操作可用于产后缺乳、产后乳房胀痛、急性乳腺炎等乳房病症的治疗，刮痧时局部选穴多以膻中、乳根、膺窗、期门等为主，远端取穴多以脾俞、足三里、少泽等为主。

五、药浴疗法

药浴疗法是将药液盛于器皿内，浸泡身体的某些部位或全身，利用热力和药物对皮肤、经络、穴位的双重作用，达到治疗疾病、养生保健目的的一种方法。本法具有疗效显著、不良反应少、适用范围广、简单易行、安全可靠等特点，其原理主要是利用热力和水作为媒介，使药物直接作用于患部，从而发挥清热解毒、消肿止痛、祛风除湿、温经通络、行气活血等作用。

（一）药浴液的制备方法

1. 将药物加水适量，煎煮为液，滤渣而成。
2. 将药物放入溶液中浸泡数日而成。
3. 将药物研细过筛，制成散剂或丸剂保存，用时加热水溶解而成。
4. 将药液进行有效成分提取，加入皮肤吸收促进剂，调制而成。

（二）操作方法

药浴疗法可分为全身药浴和局部药浴。全身药浴，俗称“药水澡”，是将药浴液倒入清洁消毒后的浴盆或浴缸里，待药浴液冷却至40℃左右（以产妇自己觉得适宜的温度）进行泡浴的方法。局部药浴又可分为坐浴、手浴、头面浴、目浴和足浴，其中坐浴在产后康复中较为常用，可用于治疗会阴伤口愈合不良、产后急性痔疮等病症。产后药浴常用的药物有海风藤、鸡血藤、络石藤、钩藤、桑寄生、桂枝、桑枝、透骨草等。这些药物合用具有温散寒邪，祛风除湿，舒筋活络，强身健体的作用。常用配方举例如下：

1. 炙黄芪100g，荷叶30g，升麻30g，桂枝30g，茯神30g。将以上药物煎煮30～40分钟，滤去药渣后放入浴盆中，加适量温水，人浸泡其中，每次30分钟，功效补中益气，升清降浊，用于气虚型产后虚弱者。

2. 红参6g，川芎6g，黄芪20g，当归20g，鸡血藤100g。将以上药物放入锅中，加水3000mL，大火煮沸后再用小火煎煮30～40分钟，滤去药渣后放入浴盆中，加适量温水，人浸泡其中，每次 30 分钟，可补益气血，用于血虚型产后虚弱者。

3. 炙黄芪 150g，杜仲 100g，川断 100g，锁阳 100g，升麻 50g，菟丝子 50g。将以上药物放入锅中，加水 3000mL，大火煮沸后，再用小火煎煮 30 ～ 40 分钟，滤去药渣后，放入浴盆中，加适量温水，人浸泡其中，每次 30 分钟，可补肾助阳，用于阳虚型产后虚弱者。

4. 熟地黄 100g，白芍 50g，当归 100g，山茱萸 100g。将以上药物放入锅中，加水 3000mL，大火煮沸后再用小火煎煮 30 ～ 40 分钟，滤去药渣后放入浴盆中，加适量温水，人浸泡其中，每次 30 分钟，可滋养阴血，用于阴虚型产后虚弱者。

（三）注意事项

1. 需在护理人员或家属的陪护下进行。

2. 如果出现头晕、心慌等不适应暂停药浴，予以温水或牛奶，待症状缓解后再继续进行。

3. 剖宫产者需用手术贴膜覆盖切口以保证切口敷料干燥。

4. 出浴后，会阴部切口处予以 75% 的酒精消毒，剖宫产产妇予以切口换药。

5. 应在饭后进行药浴，以防止在药浴的过程中出现低血糖。

附　录

附表 1　女性性功能量表（FSFI）

本项调查旨在了解您在最近四周内性生活的感觉和反应，您需要做的只是在合适的方框内打钩。请尽可能真实清楚地回答各项问题。

为了容易理解表格中的问题，对一些名词解释如下：

性活动：包括亲吻、爱抚、性刺激、自慰和性交。

性交：阴茎插入阴道的过程。

性刺激：包括与配偶身体的接触、自我刺激（自慰）或者性想象或幻觉。

关于性欲

定义：包括想要性爱、对配偶的性刺激愿意接受或者有性爱的想象或幻觉。

1. 过去四周内，出现性欲的频率如何？

□ 总有	5
□ 多数时间有（超过一半的时间）	4
□ 有时候有（一半时间）	3
□ 偶有（少于一半时间）	2
□ 几乎没有	1

2. 过去四周内，如何评价您的性欲高低？

□ 很高	5
□ 高	4
□ 中等程度	3
□ 低	2
□ 很低或一点都没有	1

关于性激动或性兴奋

定义：是身体和精神的性兴奋感觉，包括性器官的温热、麻木、湿润或肌肉收缩感。

3. 过去四周内的性爱活动或性交时，您是否经常感受到性激动？

□ 没有性活动	0

☐ 几乎每次都感受到性激动 5
☐ 多数时候感受到（多于一半的次数） 4
☐ 有时感受到（一半的次数） 3
☐ 偶尔感受到（少于一半的次数） 2
☐ 几乎每次都不能感受到性激动 1

4. 过去四周的性爱活动或性交时，如何评价您的性激动水平？

☐ 没有性活动 0
☐ 很高 5
☐ 高 4
☐ 中等程度 3
☐ 低 2
☐ 很低或几乎没有性激动 1

5. 过去四周的性爱活动或性交时，产生性激动的自信心强吗？

☐ 没有性活动 0
☐ 自信心非常强 5
☐ 自信心强 4
☐ 中等程度自信 3
☐ 不太自信 2
☐ 自信心很小或不自信 1

6. 过去四周的性活动或性交时，对性激动或性兴奋状况经常是满意的吗？

☐ 没有性活动 0
☐ 总是很满意 5
☐ 多数时候满意（超过一半时候） 4
☐ 有时满意（一半的时候） 3
☐ 偶尔满意（少于一半时候） 2
☐ 几乎总是不满意 1

7. 过去四周内的性爱活动或性交时，阴道是否经常变得湿润？

☐ 没有性活动 0
☐ 总能够湿润 5
☐ 多数时候湿润（超过一半时候） 4
☐ 有时候湿润（一半时候） 3
☐ 偶尔湿润 2
☐ 几乎从不湿润 1

8. 过去四周内的性爱活动或性交时，阴道湿润很困难吗？

☐ 没有性活动 0

□ 极其困难，或根本不可能 1
□ 很困难 2
□ 困难 3
□ 不太困难 4
□ 不困难 5

9. 过去四周的性爱活动或性交时，阴道湿润经常能够持续到性交完成吗?

□ 没有性活动 0
□ 总是能够维持到性交完成 5
□ 多数时候能够（超过一半时候） 4
□ 有时候能够（一半时候） 3
□ 偶尔能够 2
□ 几乎从不能够 1

10. 过去四周的性爱活动或性交时，阴道湿润持续到性交完成很困难吗?

□ 没有性活动 0
□ 极其困难，或根本不可能 1
□ 很困难 2
□ 困难 3
□ 不太困难 4
□ 不困难 5

11. 过去四周内，当进行性刺激或性交时，经常能达到高潮吗？

□ 没有性活动 0
□ 几乎总能达到 5
□ 多数时候能达到（多于一半时候） 4
□ 有时能达到（一半时候） 3
□ 偶尔达到（少于一半时候） 2
□ 几乎从未达到 1

12. 过去四周内，当进行性刺激或性交时，达到高潮很困难吗？

□ 没有性活动 0
□ 极其困难，或根本不可能 1
□ 很困难 2
□ 困难 3
□ 不太困难 4
□ 不困难 5

13. 过去四周内的性爱活动或性交时，您达到高潮的能力是否令您满意？

□ 没有性活动 0

□ 很满意 5

□ 满意 4

□ 满意和不满意的概率相等 3

□ 不太满意 2

□ 很不满意 1

14. 过去四周内的性活动中，你与配偶之间情绪的亲密程度使您满意吗？

□ 没有性活动 0

□ 很满意 5

□ 满意 4

□ 满意和不满意的概率相等 3

□ 不太满意 2

□ 很不满意 1

15. 过去四周内，与配偶之间的性爱活动使您满意吗？

□ 很满意 5

□ 满意 4

□ 满意和不满意的概率相等 3

□ 不太满意 2

□ 很不满意 1

16. 过去四周内，您对整个性生活质量满意吗？

□ 很满意 5

□ 满意 4

□ 满意和不满意的概率相等 3

□ 不太满意 2

□ 很不满意 1

17. 过去四周内的性活动中，当向阴道内插入时，经常体验到不舒适或疼痛吗？

□ 没有进行性交 0

□ 总是感到不舒适或疼痛 1

□ 多数时候感受到（多于一半时候） 2

□ 有时感受到（一半时候） 3

□ 偶尔感受到（少于一半时候） 4

□ 几乎从未感受到 5

18. 过去四周的性活动中，当阴道插入之后，经常体验到不舒适或疼痛吗？

□ 没有进行性交 0

□ 总是感到不舒适或疼痛 1

□ 多数时候感受到疼痛（多于一半时候） 2

□ 有时感受到疼痛（一半时候） 3
□ 偶尔感受到疼痛（少于一半时候） 4
□ 几乎从未感受到疼痛 5

19. 过去四周内的性活动中，当阴道插入时或插入之后，如何评价不舒适或疼痛的水平或程度?

□ 没有进行性交 0
□ 疼痛程度很高 1
□ 高 2
□ 中等程度 3
□ 低 4
□ 很低或一点都不疼痛 5

FSFI　领域分数和全量表得分

领域	问题	评分范围	系数	最小得分	最大得分	分值
欲望	1、2	1～5	0.6	1.2	6.0	
性唤起	3、4、5、6	0～5	0.3	0	6.0	
润滑度	7、8、9、10	0～5	0.3	0	6.0	
性高潮	11、12、13	0～5	0.4	0	6.0	
满意度	14、15、16	0（或1）～5	0.4	0.8	6.0	
疼痛	17、18、19	0～5	0.4	0	6.0	
全量表得分				2.0	36	

注:（1）得分≤26.55，被视为女性性功能障碍（FSD）。
（2）经过中国人群的研究，FSFI＜23.45 为中国女性存在性功能障碍的最适宜阈值。

附表 2　骶尾部疼痛评估量表

指标	分数	记分
1. 疼痛（40 分）		
无	40	
轻微	30	
中度	20	
严重	10	
极度	0	
2. 压痛（20 分）		
无	20	
轻度	15	

续表

指标	分数	记分
中度	10	
严重	5	
极度	0	
3. 日常活动（40 分）		
（1）由坐位变为站位时骶尾部疼痛		
无疼痛	8	
轻度疼痛	6	
中度疼痛	4	
重度疼痛	2	
极度疼痛	0	
（2）活动障碍		
活动时无疼痛	8	
活动时轻度疼痛	6	
活动时中度疼痛	4	
活动时重度疼痛	2	
活动时剧烈疼痛	0	
（3）肛门重坠感		
无感觉	8	
轻微感觉	6	
明显感觉	4	
重度感觉	2	
极重度感觉	0	
（4）排便时骶尾部疼痛		
无疼痛	8	
轻度疼痛	6	
中度疼痛	4	
重度疼痛	2	
剧烈疼痛	0	
（5）坐位时骶尾部疼痛（超过 1 小时）		
无疼痛	8	
轻度疼痛	6	
中度疼痛	4	
重度疼痛	2	
剧烈疼痛，不能坐下	0	
总分	100	

附表 3　腕手 Mayo 评分法

	评分标准	实际得分
1. 疼痛（0 ～ 25 分）		
无痛	25	
轻度或偶尔疼痛	20	
中度疼痛但可耐受	15	
剧烈疼痛不可耐受	0	
2. 功能状态（0 ～ 25 分）		
恢复正常工作	25	
可做有限工作	20	
可活动但不能工作	15	
因疼痛不能活动	0	
3a. 活动范围（与健侧对比，0 ～ 25 分）		
100%	25	
75% ～ 99%	20	
50% ～ 74%	10	
25% ～ 49%	5	
0 ～ 24%	0	
3b. 活动范围（仅检查患手，0 ～ 25 分）		
超过 120°	25	
91° ～ 120°	20	
61° ～ 90°	10	
31° ～ 60°	5	
少于 30°	0	
4. 握力（与健侧对比，0 ～ 25 分）为健侧的		
100%	25	
75% ～ 100%	20	
50% ～ 75%	10	
25% ～ 50%	5	
0 ～ 25%	0	
		总分：
5. 旋转（附加）	填写角度	
旋前	左侧：	右侧：
旋后	左侧：	右侧：

主要参考书目

1.王俊华.康复治疗基础［M］.北京：人民卫生出版社，2012.

2.江容安.产后康复［M］.北京：人民卫生出版社，2022.

3.潘建明，李科，李习平.产后恢复职业技能教材（中级）［M］.长沙：湖南科学技术出版社，2021.

4.谢幸，孔北华，段涛.妇产科学［M］.9版.北京：人民卫生出版社，2018.

5.丁文龙，刘学政.系统解剖学［M］.9版.北京：人民卫生出版社，2018.

6.魏启玉，张承玉.人体解剖生理学［M］.2版.北京：中国医药科技出版社，2019.

7.侯勇，姚和翠.生理学［M］.北京：中国医药科技出版社，2022.

8.李建华，王于领.盆底功能障碍性疾病诊治与康复（康复分册）［M］.杭州：浙江大学出版社，2019.

9.朱兰，朗景和.女性盆底学［M］.北京：人民卫生出版社，2014.

10.马晓年，邸晓兰.女性性功能障碍诊断与治疗［M］.北京：科学出版社，2020.

11.牛晓宇.女性盆底康复学［M］.四川：四川大学出版社，2020.

12.陈文华，余波.软组织贴扎技术基础与实践——肌内效贴实用诊疗技术图解［M］.上海：上海科学技术出版社，2017.

13.纪文新，徐丽.女性疼痛治疗学［M］.北京：人民军医出版社，2003.

14.国家中医药管理局.中医病证诊断疗效标准［M］.南京：南京大学出版社，1994.